メメント・モリ

僕の死学ノート

Suga Masaaki

菅　正明

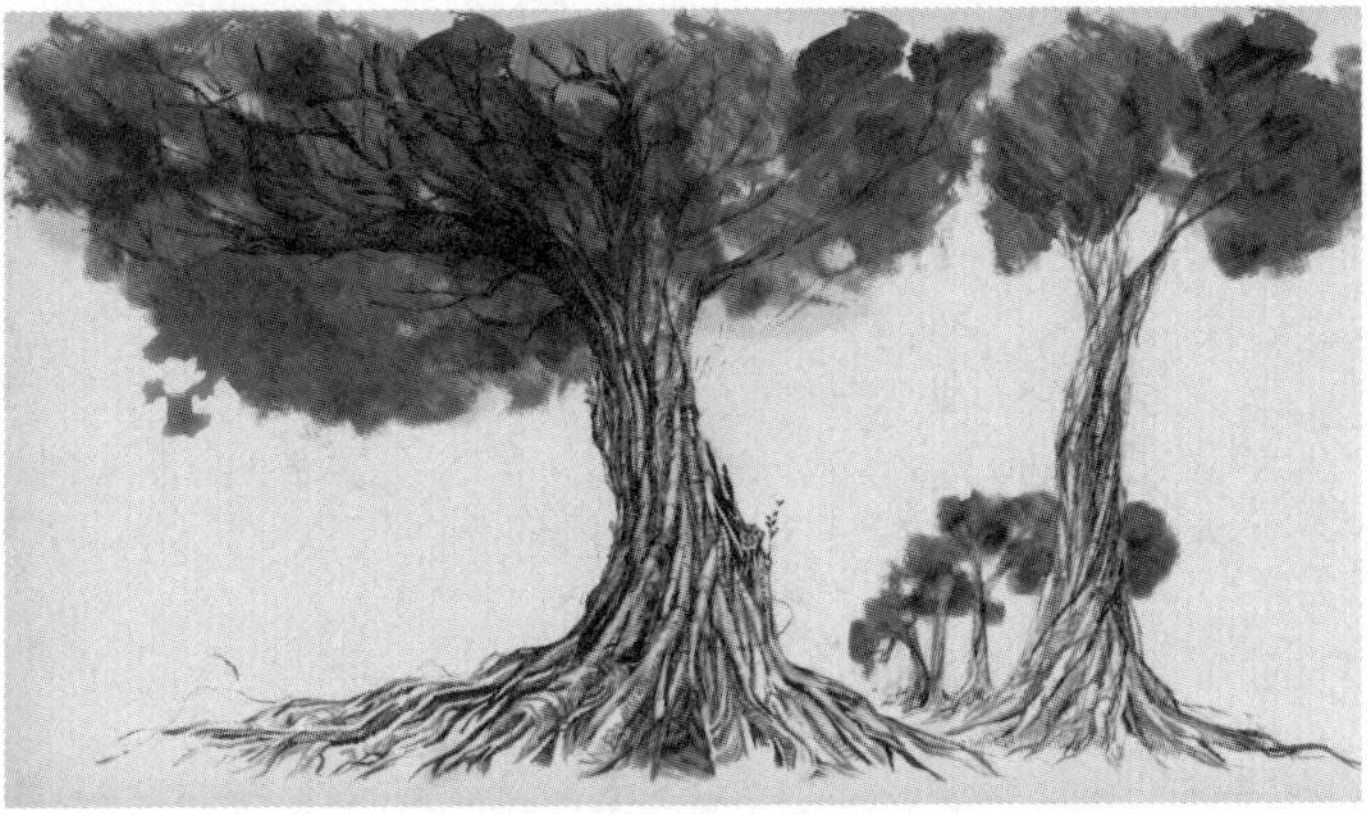

海鳥社

本扉カット・保坂真紀

目次

一　自宅死と施設死

メメント・モリ

畏友森文信君は、手紙の終わりに敬具とか草々などという言葉のかわりに、「メメント・モリ（memento mori）」と書く。「それではさようなら」ではなく「それでは死を想え」である。森君に会うと、この締めくくりの一行を自慢する。なるほどこれは森君だからできることで、私だと「メメント・スガ」で、なんのことだか分からなくなって駄目なのだ。森君は元来筆まめな人で、しょっちゅう手紙をいただく。私は森君から手紙をいただくたびに、「死」について考えざるを得なくなるのである。それも、このノートを書くモチベーションの一つになったといえなくもない。

「メメント・モリ」とは、ラテン語の「自分が必ず死ぬことを忘れるな」という意味の警句だが、日本でも「死を想え」と、人は死ぬべき存在であるということを自覚させる言葉として、広く使われている。この言葉は、古く古代ローマ時代に使われたが、その後キリスト教時代に道徳化されて、今のように死を念頭にして生きよという教訓になった。もともと古代ローマで、凱旋将軍に人間は死ぬものだから、今日生きているうちにうんとご馳走を食べようという意味に使われたらしい。

戦いに勝ったローマ軍が凱旋パレードをするとき、凱旋将軍の後ろに立っている部下が将軍に、「今日は晴れがましくていいけれども、明日はどうなるか分からない。だから今日は呑んで食べて大いに楽しみなさい」という意味でいったのだそうである。言葉が長い時代を経て、初めとは全く違った意味に使われることがよくあるが、「メメント・モリ」もそのよい例である。

山下与一さんの場合

山下与一さんは、九十四歳。妻のヤス子さん、八十八歳、近くの金融機関に勤める娘の和子さん五十九歳の三人暮らし。長男は神奈川県に就職、横浜で一家を構えていて、北九州に帰ってくる意志はない。

与一さんは中肉中背、特に持病はないけれども、三十年来時々診療所に顔を見せて、血圧を測ったり雑談をして帰る。精神的にはしっかりしていて、軽い認知症の妻のヤス子さんを支えている。

あるとき、娘の和子さんが相談があるとやって来た。「この頃の父、特にどうっていうことないんですけどね。少し動作が鈍くなったようですし、食欲も少し落ちたように思えるのですけれど、どこか病気ではないでしょうか？」という。

私が「そんなにご心配なさらなくても、よろしいんじゃあないですか。お父さんは九十四歳におなりになるのですし、顔色もよろしいのですから、ご心配ないと思いますよ。人も七十歳を過ぎたら、いつなにが起こっても、ちっともおかしくはないのです。どこか病気はと探すよりも、いいところを見て、ご無事を喜んであげてください」というと、和子さんはなにか不満そうな顔をして、帰っていった。

それから二月ばかりたって、与一さんと和子さんがやって来た。近くのS医大病院に受診したという。「あれから心配なのでS医大病院に受診しました。精密検査を受けたのですが、胃にポリープが見付かって、コレステロールが少し高いということでした。胃のポリープは取ってもらいましたから、安心です」。

娘の和子はさん、「ポリープを取ってもらったから、父はもとのように元気になるでしょう」といって、帰っていった。いまから十数年前の話である。その頃はまだ、医師が、私が山下さんの娘にいったように、「お年のことを考えなさい」と告げても、なんのトラブルも起こらなかったが、今では、そうはいくまい。

老親を抱える家族に「メメント・モリ」などといおうものなら、もうその家族は、「あそこの診療所は駄目よ」と、受診しなくなるに違いない。

八十五歳以上を、超高齢者というそうである。私は今年八十五歳だが、自分の年に「超」

がつくと、なんだか超人になったようで、どうもしっくりしない。他に呼びようはないかと思っていたら、三浦朱門先生が、「七十五歳が後期高齢者なら、八十五歳以後を終期高齢者、九十五歳以後を末期高齢者と呼んだらいい」（『老年の品格』海竜社）と書いていた。これには、私も大賛成だ。という訳は、超高齢者などといわれると、なんだか超人にでもなった気分で、老いて先が短くなったのも忘れて、さあこれからますます元気にやるぞという気になるのではないか。それに反して、八十五歳以上を終期高齢者と呼ぶと、「ああ、私もとうとう人生の終わりの年齢になったか」という自覚が生まれ、自分の死について深く考えるようになる。九十五を過ぎて末期高齢者になると、これでわが人生も終末かと、本人も周りの人も、死を想ってその準備を始めることであろう。これこそ「メメント・モリ」である。

三浦吾郎さんの場合

三浦吾郎さん八十六歳、妻松枝さん八十二歳。近くのマンション三階に住んでいる。老夫婦二人の核家族である。独り息子は関西に就職して、大阪で一家を構えている。

ある日、大阪からの出張の途中、老夫婦が住んでいるマンションを訪ねてきた息子は、母の松枝さんに「じいちゃんは大分よわっているけど、もう長くはあるまい。まさかの時は、俺、直ぐには来れないと思うから、なにかあったら、マンションの人に手伝ってもらえ」といって、大阪に帰っていった。

それから三週間ばかりたったある日、「じいちゃんの容態がおかしい」といって、松枝さんが私を呼びにきた。吾郎さんは間もなく息を引き取った。

死後の処置を終えて、吾郎の着替えをすました私は、「ばあちゃん、お寺はどこか」と聞いたが、「分からない」という。宗旨はと聞くと、禅宗だという。知り合いの禅宗の坊さんに電話して、枕経をあげてくれるように頼んだ。葬儀社はどうするのかというと、松枝さんはそれも分からないというので、坊さんに「知り合いに葬儀社があったら連絡してくれないか」と頼むと、「私がですか」と不満そうにいう。私はいささかむっとして、「あんた坊さんやろ」といったら、しぶしぶ葬儀社に電話してくれた。そのころになると、吾郎さんが亡くなったことを知ったマンションの知り合いの人たちが、ぼつぼつ集まってきた。

その後、あとに残された松枝さんが、息子に引き取られたのか、独り暮らしを続けて、老人施設にでも入居したのか、私は知らない。

三浦夫妻が、長いこと住んでいた旧い住まいからこのマンションに移ったのは、大阪に就職した息子が、就職先に居を構えて、そこを生活の場としたからである。その時、息子も息子の家族も老親に、「大阪で一緒に暮らそう」といわなかった。老親も、子どもに迷惑はかけたくないという思いで、大阪に移りたいとは思わなかった。内心では息子の近くに住みたくても、それを口に出してはいえないのである。年寄りは「住み慣れた故郷を離れたくない」というのは、一つの老人神話に過ぎない。

三浦夫妻がマンション住まいを始める少し前頃から、新しくできたマンションに入居する老人核家族を見ることが多くなった。その老夫婦の夫か妻のどちらかが先に亡くなると、残された老人の独り暮らしが始まり、その老人が一人で独立した生活ができなくなると、施設に入所する。かくて、親は北九州の施設で生活、キー・パーソンである息子は東京住まいというような現象が起こる。

ある政治家は、これを遠隔介護と呼んだが、介護でもなんでもない、老人放棄以外の何者でもあるまい。老人は社会でケアすべきだという考えがある。しかしそれはケアする介護者がいない場合のことではないか。三浦吾郎さんの場合のように、独立生活を営んでいる息子があるにもかかわらず、「じいちゃんが死んだら、近所の人に見てもらいなさい」というように、老親の世話を他人——社会——におしつけるというのはどこか間違っている。子供があれば、老親介護の主体はあくまで子供で、それを支えるのが社会なのだ。それをはき違えて、「老人は社会で看る」といって老人の介護をすべて社会におしつけるのは間違いだ。

迫田加奈子さんの場合

三浦吾郎さんが亡くなる少し前、自宅で生涯を閉じた迫田加奈子さんの場合は、こうだった。

迫田加奈子さん七十六歳。家は、三代続く鍼灸院を営んでいる。三歳年上の夫は、六年前心筋梗塞で亡くなり、いまは長男の欣治さんがあとを継いでいる。長男夫婦に三人の孫の六人家族である。加奈子さんは夫が亡くなって半年ほど経った頃から、時々寝付くようになった。入院して検査を受けたけれども、これといって原因となるような病気は、見付からなかった。その頃から、風邪ひきや健康診断でときどき診療所を訪れていたが、この四、五年、あまり外出もしなくなり、家では寝たり起きたりの生活が続いていた。

苦痛を訴えるわけではないが、体力の低下が目立つので、もう一度入院しないかと勧めたけれども、「いいえ、入院はいたしません」とはっきり断る。

息子の欣治・冨美子夫婦も、「おばあちゃんは、あんなにいうのだから、気のすむようにさせましょう」という。当の加奈子さんも「先生、死ぬときは、この家で死ぬんですよ。絶対に入院はしませんからね」と繰り返す。

私は「まだそんなことを考えるのは、早すぎます」と、軽く聞き流していた。その後も加奈子さんは、診察に訪れて来たり、なにか事あるごとに、「先生、私は絶対入院はしませんばい。死ぬのは、家の畳の上でですけんね」と繰り返しいった。嫁の冨美子さんも診療所に薬をとりに来たときなど、「義母《はは》は何時も、入院は絶対しないと繰り返すのですよ」と、笑いながら話して帰った。

そうこうするうちに、加奈子さんは本当に寝付いてしまった。往診を頼まれた私は、加奈子さんに入院を勧めた。加奈子は「入院はせんていいよったでしょうが。入院したら、そのまま帰れんような気がします。先生、時々でいいですけ、往診に来てつかあさい」と繰り返す。私は、息子夫婦と話して、このまま模様を見ることにした。

加奈子さんは、目に見えて次第に弱っていった。私は、再度入院を勧めたけれども、頑として聞こうとはしなかった。

加奈子さんは、自分の家で家族に囲まれ、平穏な毎日が過ぎていった。特に身体の苦痛を訴えることはなかったけれども、少しずつ弱っていった。

ある日のこと、嫁の冨美子さんが「先生どうしたらいいでしょうか。なんとかしてくださ い」と、私のところを訪ねてきて泣き出した。冨美子さんがいうには、親戚のものが、三日ほど前から加奈子さんの見舞いに来て泊まっている。その親戚が加奈子さんに再々入院を勧めるが、加奈子さんは不機嫌な顔をしてやすんだまま、なにも答えない。加奈子さんが相手にしないので、嫁の冨美子さんに、「あんたが付いているのに、なんで入院させないのか。家に寝ていたのじゃあ、検査も治療もできないのじゃあないか。こんなことで加奈子さんを死なせてもいいのか」と冨美子さんを責める。冨美子さんが話しかけても、加奈子さんは目を閉じたままなんの反応も示さない。「先生、なんとかしてください」というのである。

翌日往診に行った私は、加奈子さんに「入院しますか」と聞いたけれども、「いいえ、しません」と答えるだけだった。親戚のものに「入院については、あなた方の考えもあるだろうけれど、その判断は本人と家族に任せたらどうか。本人は入院しないといっている。嫁の冨美子さんはあんなに一所懸命世話しているではないか。おばあちゃんのことは家族に任せて、傍からとやかくいわないほうがいい」といった。親戚のものたちは、私に非難するような眼差しを向けながら、なにもいわずに帰って行った。

事例をもう一つ紹介する。

寺山鉄男さんの場合

寺山鉄男さん八十九歳。前立腺ガンを手術してから二年間ほど、時々病院通いする他は、至って元気に過ごしていた。それが一年ほどまえから、どこといって取り立てていうほどではないのだが、体調を崩して、ほとんど寝たきりの生活を送るようになった。

身の回りの世話は、妻のヨシさんと息子夫婦がこまめにする。入浴やシーツ交換など、力の要ることは、息子が勤めから帰ってからの夜になる。二人の孫もいやがらずに、おじいちゃんの相手をする。元気な頃にはいささか気難しい老人だったが、家族に囲まれての毎日は、傍目にも羨ましく思われた。

その年の夏の終わり頃から、鉄男さんは急に衰弱がひどくなって、褥創《じょくそう》もできた。往診して話しかけても、殆ど返事はなく、目を開けるのさえ、億劫そうに見えた。息子の善一・和子夫婦から相談を受けた私は、「現在かなり弱ってはいるが、衰弱は癌の再発によるものではないだろう、その他にも特に進行性の病気は考えられない」と告げた。そして、このまま自宅で介護するか、入院させるか、おじいちゃん、おばあちゃんの意向も聞いてみたらどうかと勧め、入院治療と在宅で介護することの長所と短所について話し、入院を希望するようだったら、直ぐにでもその手続きを取りましょうといった。

息子夫婦と妻のヨシさんとが二人の孫を交えて話し合った結果、「これまで家族で世話してきたのだから、病院でおじいちゃんに寂しい思いをさせるよりは、自宅で介護したほうがいいだろうし、おじいちゃんの世話を他人に任せたくない」という寺山さん一家の意向に従って、そのままで在宅ケアを続けることになった。

それから十日ばかりたったある晩、身体の清拭をすまし、オムツ交換のあと、ベッドのシーツを替えようとして身体を動かしたところ、急に容態が変わり、寺山さんは八十九年の生涯を閉じた。

葬儀に集まった人たちは、自分の家で家族に看取られて苦しまずに逝った寺山さんを、幸せな人だといった。

迫田加奈子さんも寺山鉄男さんも、自分の家で家族に看取られて亡くなった。迫田さんは「私は入院しません。死ぬときは自分の家で」と元気なときから家族にいっていた。私も、表面では加奈子さんの入院しないという言葉を受け入れてはいたが、家庭での介護は大変だろうし、病状が進めば入院せざるを得ないだろうと考えていた。

しかし、加奈子さんの意志は強かった。私も、自分の家で最後を迎えたいという、加奈子さんの意志が強いことに驚いた。私は、彼女が自分の思い通りに家で臨終のときを迎えることができてよかったと思うと同時に、あのとき入院していたら、家族の負担も軽くなっていたであろうし、加奈子さんももっと延命できたのではないかという後悔の念は、三十年近く経ったいまも消えない。

加奈子さんは、数年まえ夫を亡くし、その同じ家で、自分の生涯を終えた。一九八〇年代の終わりから一九九〇年代の半ばにかけて、加奈子さんのように自宅で臨終を迎える人は少なくなった。その多くは、老人本人ではなく、家族の希望で入院治療が選ばれた。

当の老親は加奈子さんほど強く入院を拒むことはないけれども、なんとか自宅で養生したいという気持ちをもっていても、「親に最高の治療を受けさせたい」という、介護者ことに息子の考えが優先する。

医者も入院治療を勧める。これは、医療技術が進歩したために医療水準があがったことと、一般市民の医療についてのニーズが高まったことに大きな原因があるのだけれども、ただそれだけではなくて、病人や老人、ましてや病や老いに伴う「死」を家庭から排除したいという願望が、無意識に働いているといえなくもない。

自宅死と施設死

もう二十数年前、その頃まだお元気で同じ区内に内科医院を開業しておられたM先輩から、「菅君、君は一カ月間に死亡診断書を何枚くらい書くかね」と聞かれたことがある。私は深く考えることもなく「さあ、四、五枚くらいでしょうかね」と答えた。M先輩は続けて、「この頃死亡診断書を書くことが少なくなったけど、それでいいんだろうかね」といった。

私はM先輩の話を、別に深くも考えずに聞いていた。医者が死亡診断書を書かなくなったこと、いい換えると、医者が病人の死を看取ることが少なくなり、死を思うことの少なくなった医者ばかりになったら、どうなるのだろうかという先生の危惧の念に、そのとき私は気付かなかった。

第一図をみていただきたい。私がM先輩と話していたころの、一年間に書いた死亡診断書数の推移である。

医者は、診察した病人の死亡を確認してから死亡診断書を書くので、これは私が自分の診療所で取り扱った死亡者数の推移だといってよい。実線はその総数。破線は、そのなかで私自身が主治医として、病人の死を看取つた数である。何故二つの違った数字があるかというと、その頃はまだ今のような救急医療体制が整っていなかったので、救急隊は救急連絡に応じてくれる医療機関に救急患者を搬送するか、応需の医師を救急車に同乗させて救急現場に向かった。患者が死亡した場合、死因に疑問があるときは、さらに監察医に引き継ぐという手続きが取られた。この図の中で死亡総数が多いのは、救急事例で診断書を書いた数が、その中に含まれているからである。

数字は、私自身が診療をしていた頃のことだから、随分古いものだけれども、しばらく付き合っていただきたい。

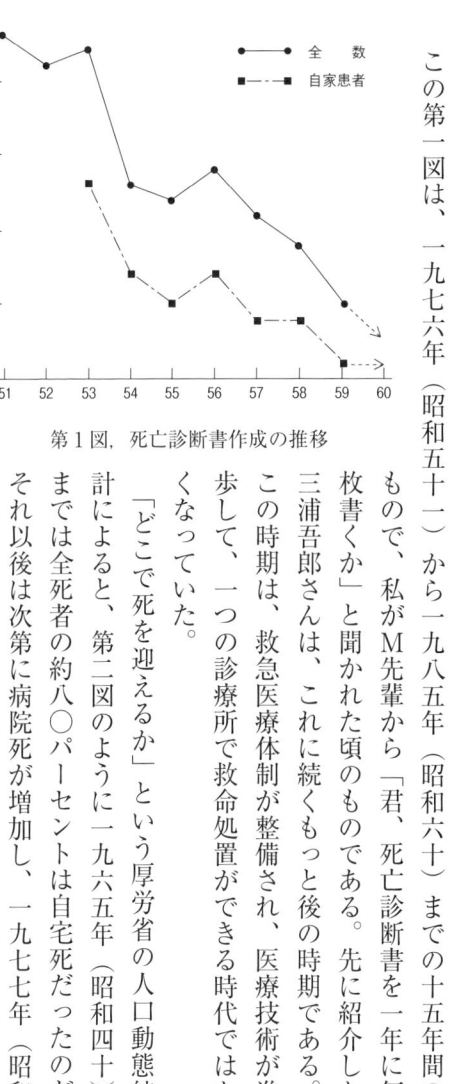

この第一図は、一九七六年（昭和五十一）から一九八五年（昭和六十）までの十五年間のもので、私がM先輩から「君、死亡診断書を一年に何枚書くか」と聞かれた頃のものである。先に紹介した三浦吾郎さんは、これに続くもっと後の時期である。この時期は、救急医療体制が整備され、医療技術が進歩して、一つの診療所で救命処置ができる時代ではなくなっていた。

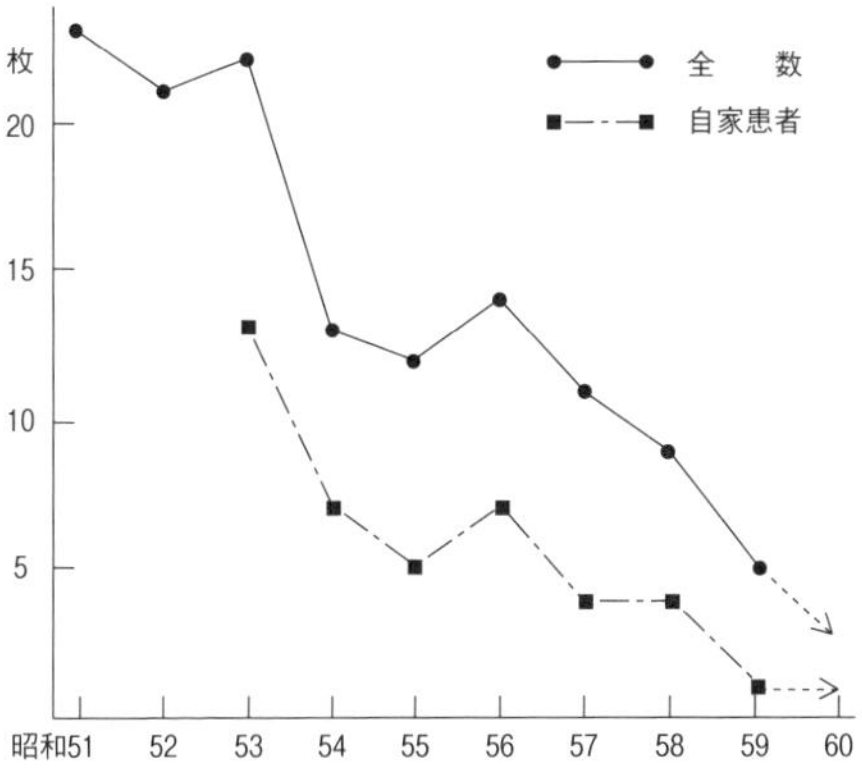

第１図，死亡診断書作成の推移

「どこで死を迎えるか」という厚労省の人口動態統計によると、第二図のように一九六五年（昭和四十）までは全死者の約八〇パーセントは自宅死だったのが、それ以後は次第に病院死が増加し、一九七七年（昭和五十二）を境にして、次の第二図のように病院死と自

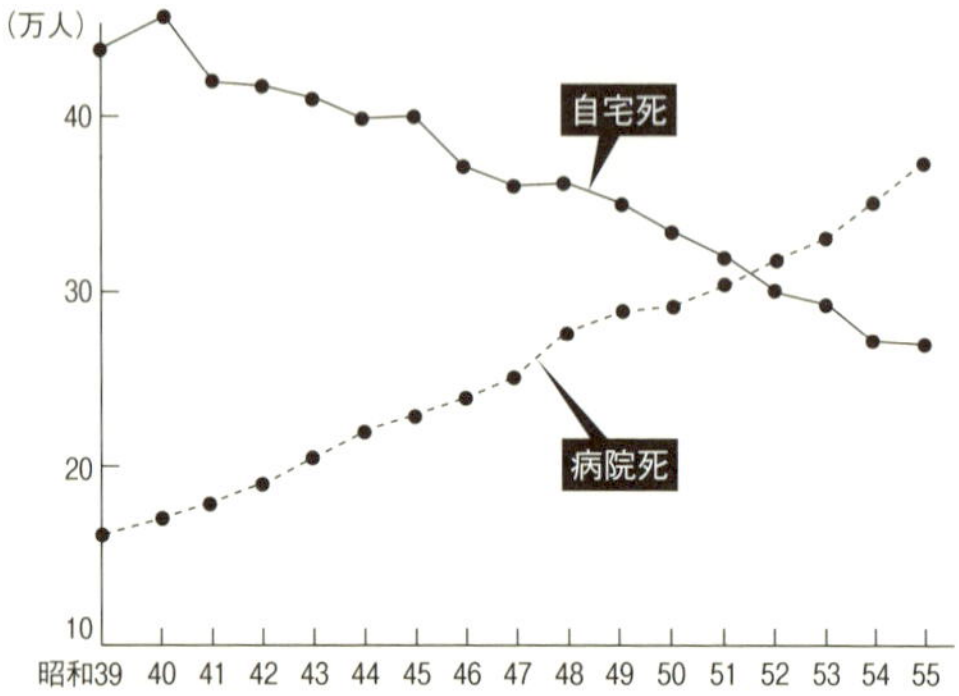

第２図．自宅死と病院死の推移
（『日本の条件（９）医療』日本放送出版協会より）

宅死との数が逆転した。私の診療所の統計を見ると、やはり一九七九年（昭和五十四）以後死亡診断書の数が激減している。

これをみてもこのことは明らかだ。この自宅死と病院死との逆転は、当時「死の場所革命」といわれたことがあるが、病院死を含めて施設死はその後も増加の一途を辿り、かっては八〇パーセントが自宅死であったものが、現在では死亡の八〇パーセントが病院死で、特別養護老人施設など施設死の八〇パーセントも、死亡するのは病院だということである。まあしかし、いま私はこんなことをいっているけれど、やがては高齢人口が増えて、高齢者は入院もできず、「昔は、病院に入院して死ぬことができたそうな」などという時代が来ないとも限らない。

第三図は、一九六五年（昭和四十）と一九八〇年（昭和五十五）の自宅死数の推移である。八十歳以上の高齢者は、ほとんどが自宅死であるが、それ以下の年齢層では、明らかに自宅死が減少しているのが分かる。

また次の第四図は、私の診療所に通院していた六十五歳以上の患者の、五年後の生活状況を調べたものである。六十五歳以上の通院している患者で、その四〇パーセントは、五年後も通院を続けており、一〇パーセントは入院または施設入所。三〇パーセントは死亡している。残りの二〇パーセントは、通院を中止しているので、予後は分からない。当時は「八十までも長生きしたの」という時代だったから、六十五歳といえばいまの七十五歳くらいの感じであろうか。

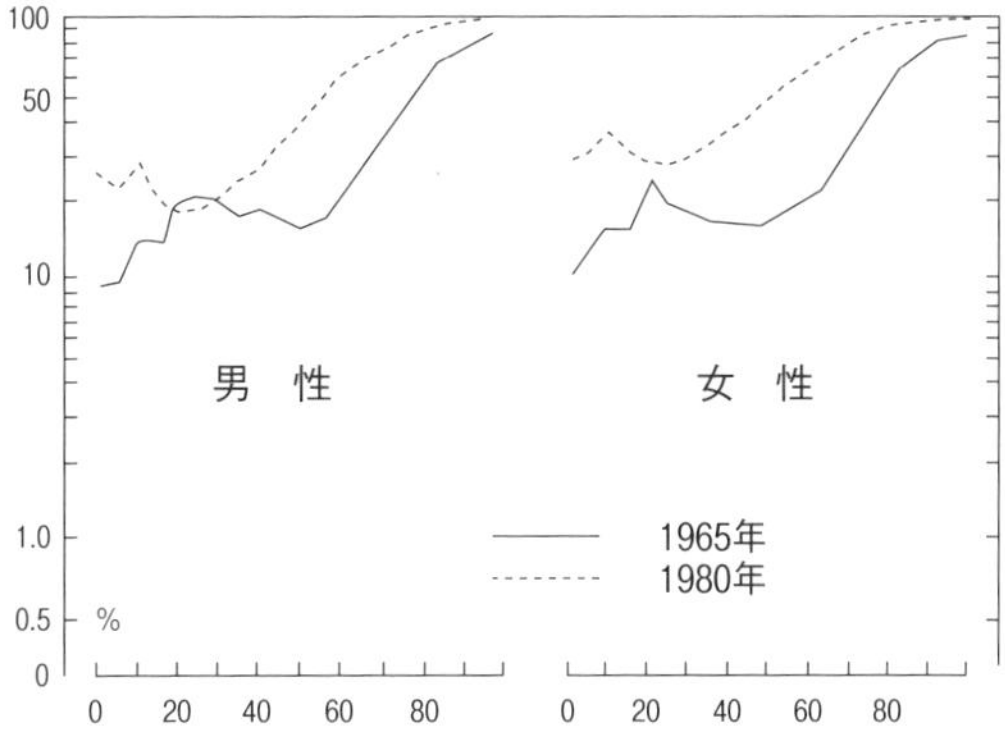

第３図，1965年と1980年の年齢別自宅死の比較
（(西日本新聞」「現場報告ー死はいまー」より）

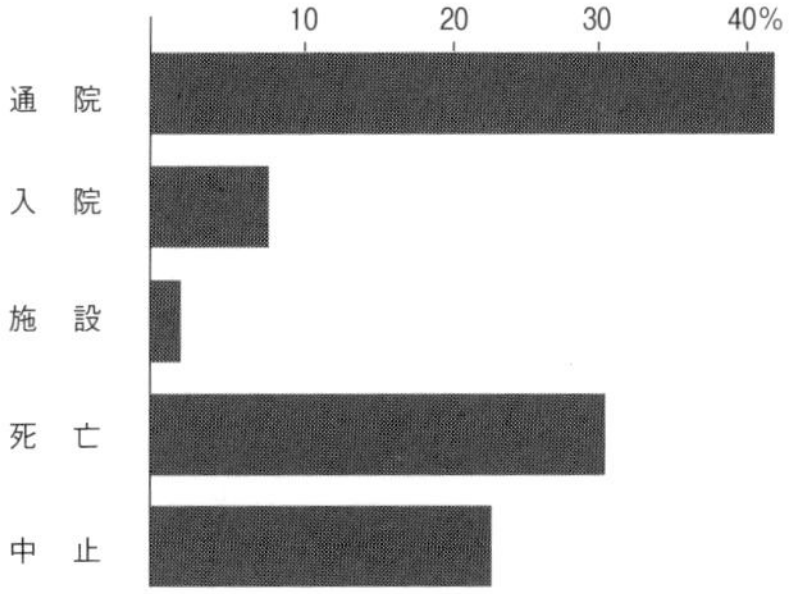

第４図，65歳以上の患者の５年後の状況

そのうちの三分の一の方は、五年後にはもうこの世にはいないのである。「死」とはそんなものである。そう思って私たちは、死を見つめなければいけない。私は自分が八十歳の半ばを過ぎるまで、そのことを忘れていた。

なお、その頃の私の診療所では、一年間の受診者数は二八〇〇〜三〇〇〇人でほぼ一定し

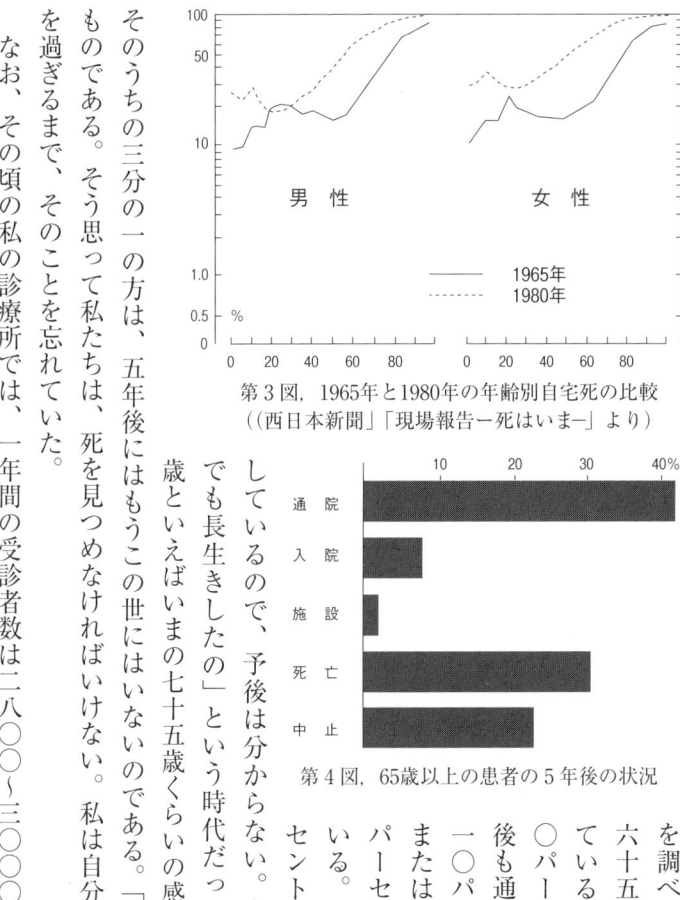

ているから、六十五歳以上の高齢受診者は、全受診者の約一三パーセントだったと見てよいのではないだろうか。

一九八〇年を過ぎて、一般市民の生活が豊になり、高齢化が進むにつれて、医療ニーズが高級化したことは勿論であるが。健康願望も高くなった。

健康願望には、自分が健康でありたいと願うのは勿論であるが、それと同時に誰もが健康であって欲しいと思うことや、病人や障害者、老人など、非健康者に対する思いやりはなくてはならないのだが、そちらの方は忘れてしまって、自分はいつ死ぬとも分からないくせに、病人や年寄りなど、死までの距離が、より近いものは入院させたり施設に入れたりして、私たちの身の回りから排除する。

なかには、老人だとか病気だとかいっても、そんなに重症ではなく、十分に一般の社会生活を送る事ができるにもかかわらず、高齢者とか病気とかのレッテルを貼られて、施設や病院に送り込まれてしまう。病院や老人施設での生活は、設備も整っているし、そこで働くのは訓練を受けた看護師や介護士である。だから施設に入所すると、ゆき届いた介護は受けられるし、物理的には自分の家に寝ているより、余程快適である。じゃあ、生活環境さえ整っていて、ベテランの介護士の世話さえ受けることができれば、それでいいのだろうか。

私たちはいつの間にか、老人とか病人という、いくらかでも「死」に近い人間を日常生活から排除してしまった。非健康者を排除して、健康な人だけの生活になると、その中にちょっとでも非健康者が混じると、健康な人は不安になって、ちょうど免疫細胞が異物を排除するように、非健康者を排除する。この間こんなことが新聞記事になった。

川辺まどかさんは六十八歳、夫駿二と長女康子の三人家族である。身体の不調を訴えて受診したところ、肝臓がんと診断された。家族は主治医から、病状は末期の肝臓がんで回復の見込みはないことを告げられた。まどかさんの余命が幾許もないことを知った康子は、母親をなんとか自分の家で看取りたいと願った。

かかりつけの医師に相談して、訪問看護師、介護ヘルパーの協力も得ることができて、まどかさんは二〇一〇年（平成二十二）の夏から、自宅での療養に移った。主治医の往診を受けながら、まどかさんはときには笑顔をみせて冗談をいうなど、しばらく平穏な日が続いた。

ある夜半、まどかさんは急に呼吸困難の発作をおこして苦しみ出した。夫も娘も慌てた。主治医への連絡も忘れて、一一九番した。救急車が到着して、まどかさんは急患センターに搬送された。娘の康子が付き添った。救急車がサイレンを鳴らしていってから、まだ何分も立っていないと思われるのに、突然、警察官が自宅に現われて、まどかさんのやすんでいた部屋やベッドの周りを調べて帰った。留守番をしていた夫の駿二は「入れ替わりのように警察が来て、なんやろうかと思うた」とその時のことを振り返る。救急センターで、まどかの死亡が確認された。まどかの死に犯罪性がないかどうか、刑事が遺体を検案した。

（南洋子「安らかな死、なお課題」「西日本新聞」二〇一一年五月十八日夕刊）

この事例を振り返ってみる。自分のうちで最後を看取りたいと願うまどかさんの家族にとって、なんと慌しく不愉快で、不本意な最後ではないか。家族はまどかさんを家で静かに見送りたいと、何カ月間か看病し、主治医や看護師なども、家族の意に沿うよう、一所懸命に尽くした。

まどかさんの死が余り急だったので、救急センターから警察に犯罪性の疑いがあると通報したのである。救急センターの通報を受けて、警察では警察官と刑事が動いた。

救急センターや警察にも違法性はないだろうが、なんと思慮の足りない行動ではないか。まどかさんが救急車で搬送されているあいだ、救急隊員は付き添っている家族から病歴を聞く時間はある。ちゃんと病歴を聞いていさいすれば、まどかさんがどんな状態にあるのか、判断できたはずである。夫・駿二さんの「入れ替わるように警察が来て」という言葉は、妻の安否を気遣う戸惑いを、よく表しているではないか。

主治医は「急変があることを理解してもらい、お母さんを家で看取る覚悟について、もっと確認しておくべきだった」と後悔する。優しい、いい医師だったのだろう。

まどかさんに急変があったとき、家族はなぜいちばんに、主治医に連絡しなかったのだろうか。あわてて一一九番したということもあるが、それほど主治医と患者との間が疎遠になっていたということでもあろう。

私は、昔の医療がよかったなどとは思わないけれども、病人と医師との間には、いまよりもっと深い人間関係があったと思う。救急車を呼ぶことも、あまりにも常態化しすぎた。そして私がいいたいのは、死に臨んで苦しむ肉親の手を握り、身体をさすって、ともに死の苦しみを分かち合う心が、いまの家族から失われているのではないかということである。

この項で紹介した、迫田加奈子さんや寺山鉄男さんは一九八〇年代の、三浦吾郎さんは一九九〇年代の事例である。そして二〇〇〇年に介護保険が導入され、多くの介護施設が開かれて、医療と介護のシステムができあがった。それから十年、川辺まどかさんがそうであったように、自分の家で、静かに人生の最後を迎えることは、ますます難しくなった。

二　自己決定権とインフォームド・コンセント

自己決定

「インフォームド・コンセント」とか「自己決定」いう言葉は、いささか安易に使われすぎているように思われる。「インフォームド・コンセント」は、「説明を受けた上での同意」という日本語になっている。これは医療に限ったことではないけれども、医療の領域では、病状について十分な説明を受けて、選択肢のいくつかある治療法からどれを選ぶか、自分の意志で決める、「自己決定する」のである。

医療の世界では長い間、医師と患者とのあいだで、医者のパターナリズム（父親的温情主義）が当たり前のこととされてきた。医学のことを知らない患者は、専門的な医学知識と技術の持ち主である医師が、「この治療法が患者のためにいちばんいい」と判断したら、患者は、「そんな治療を、私は受けたくないな」と思っても、医師のいうことに黙って従ってきたし、そうするものだと思われていた。それが、「インフォームド・コンセント」「自己決定権」によって、問い直されることになった。

『楢山節』考

自己決定というのは、たいへん重い言葉である。それまで聞きなれなかった「自己決定権」という言葉に、私たちが注目したのは、確か今から二十五、六年まえの一九八五年頃、エホバの証人の輸血拒否事件というのが大きく新聞に報道されたときである。そのことは後に触れるが、自己決定という言葉について、私は深沢七郎の『楢山節考』（中央公論社、新潮文庫）のことを思う。『楢山節考』は、一九五六年に「中央公論」の十一月号に掲載された。ちょうど私は、いまの福岡県宮若市にある診療所に大学病院から派遣されていて、そこで読んで大きなショックを受けた。読み終わって直ぐ、そのころアメリカのコーネル大学に留学していた先輩に、この雑誌を送ったのを覚えている。

『楢山節考』のあらすじはこうである。

信州の山深い寒村。おりんは今年六十九歳。この村では、年が七十になると楢山まいりに行くという掟がある。この物語は、棄老伝説をテーマにしたものだが、昔、本当に姥捨てがあったものかどうかは、甚だ疑わしい。私は、そんなものはなかったというほうに賛成だが、「楢山節考」のおりんは、自分から進んで捨てられようと決心して、数年前からその準備をしている。お山まいりの前夜に振舞うことになっている振舞酒も沢山用意した。唯一つ気がかりなのは、おりんは歯が丈夫で、前歯が一本も欠けてないことだ。いまならそれも自慢になるが、おりんは、歯が丈夫で、いつまでも若く見られることを恥じた。丈夫な歯は、ある日石臼に歯をぶっつけて、二本欠かして、どうにか格好が付いた。

お山まいりは、冬の寒い雪の降りそうな日が最高とされている。前夜村の主だったものたちに、お山まいりの振舞酒を出した翌朝、おりんはしぶる息子の辰平を攻め立てるようにして、その背中の背板にのって、楢山に向かった。おりんが辰平に担がれて七谷を越え、尾根を伝って楢山に着くころ、楢山の梢の間から、白いものが舞い落ちてきた。雪が降り出したのだった。

この物語で、おりんよりも、むしろこちらの方に興味を引かれるのは、銭屋の又やんである。又やんは、おりんより一つ年上だが、去年はいやがって、楢山まいりに行かなかった。今年は、銭屋の倅《せがれ》がいやがる又やんを、無理やり背板に縄でくくりつけて、お山まいりにやってきたのである。銭屋の倅は、楢山まで行かないうち、途中の七谷で、背板を握って離そうとしない又やんの指を、無理やり解いて、又やんを谷底深く投げ落とす。それを岩の陰から見ながら、辰平は降り出した雪の中を、おりんにもう一度会っておきたいと、だんだんひどくなる雪をかぶって、真っ白になりながら、楢山めがけて登っていく。

おりんと辰平、又やんと銭屋の倅の二つの組み合わせがなかったら、この物語は成り立たない。

民俗学者は、姥捨ては物語に過ぎず、実際にそんなことはなかったという。その理由として、昔はそんなに長生きする老人は少なかったし、日本のような農耕社会では、老人には、労働に従事しなくても、それなりの役割があり、遺棄しなくてもよかった、老人の知恵は地域社会の運営に役立った、などを挙げているが、私もそうだと思う。

『楢山節考』で私が関心を持つのは、村に「楢山まいり」の掟があったとはいえ、そのことは別にしておりんは、みずから「楢山まいり」を決めていた、いい換えると楢山まいりを「自己決定」していたことだ。

息子の辰平は、「家では食い物もどうにかなるから、楢山には行くな」という。それでも、おりんは「楢山まいり」の決心をして、何年も前からその準備をしていた。自分の健康な歯を石臼にぶっつけて折り、歯のない老婆になって、楢山参りの条件を整える。やがて、ある雪催《ゆきもよ》いの冬の朝、いやがる辰平をせかして、おりんは楢山に向かう。おりんは、自らが決めた「自死」の旅に出発するのである。「楢山まいり」は、おりんの「自己決定」で成就した。又やんはおりんと違って、無理やり七谷の谷底深く捨てられた。私は又やんにはなれるけれども、到底おりんにはなれない。

私はおりんの行動を追いながら、悲壮さはなく、透明でクールな感じに捉われ、農耕民族である私ども日本人には、どうもぴったりあわないなと思った。

それから三十年近くたって、その頃は耳にしたことはなかった「自己決定権」とか「インフォームド・コンセント」という言葉が、日常使われるようになったけれども、依然として違和感は強いし、また、その言葉が日本流に安易に翻案されて使われているのが気になる。そういえば、この本の題名のなかにある「死学」などというのも、どうも日本にはなじまない言葉である。

「自己決定権」や「インフォームド・コンセント」がなぜ「死学」の中に出てくるかというと、これは医学臨床のなかの「ガンの告知」とか「治療の拒否」「尊厳死」「死ぬ権利」など、「死」と深く関っているからである。

輸血拒否事件――鈴木大君の場合

『楢山節考』が発表されてから三十年経って、一九八五年（昭和六十）六月七日付の「朝日新聞」朝刊に、「両親が『宗教上』輸血拒否　事故の学童死ぬ『生きたい』いれられず」という見出しで、「エホバの証人」信者の輸血拒否事件が報道された。記憶なさっている方も多いと思うが、記事の内容を要約すると、次の通りである。

小学校五年生の鈴木大君（十歳）は交通事故で両下肢骨折、聖マリアンナ医科大学付属病院に緊急入院、直ちに手術を行うことになった。手術には輸血を必要としたが、医師の再三の説得にもかかわらず、「エホバの証人」の信者である大君の両親は、「私たちの息子がたとえ死に至ることがあっても、（致し方はない）。輸血なしで万全の治療をしてほしい。聖書にのっとって、輸血を受けることはできない」という意味の決意書を病院に提出して、大君への輸血を拒否した。

医師が大君に「大ちゃん、生きたいだろう。輸血してもらうようお父さんにいいなさい」と呼びかけた。大君は「死にたくない、生きたい」と父親に訴えたが、父親は「聖書にある復活を信じているので、輸血には応じられない」とこれを拒んだ。やむなく医師は輸血をしないで手術、大君は出血多量で死亡した。

この事件について、作家で精神医学者のなだ・いなだが同じ紙面に、「子どもは両親の所有物ではない。私だったら、両親から訴えられる覚悟で輸血するだろう」という談話を発表している。私も同感である。この事例では、両親は洗礼を受けているけれども、大君は洗礼は受けていず、それだけでも輸血拒否は正当化されないのだから、医師は輸血すべきだったのである。医師が大君の治療を拒否すれば、医師法に触れて違反となる。父親の親権が大君の生命を脅かす可能性があるのだったら、親権を停止すればよい。それくらいの法律知識は、医師も持っているだろうから、担当医ももっと冷静に対応すべきであった。

この事件は後で述べるアメリカのジョージタウン事件と比べて、医師の思慮があまりにも足りなかったという他はない。これは担当医を責めるべきではなくて、日本の医療機関の法的危機管理に対する配慮のなさの例である。現在では、多くの病院に倫理委員会が設けられて、問題が起こるとそこで検討される。しかしながら、法律に無知な医師が何人集まっても、法的に納得できる結論を得ることは難しい。

一方、「エホバの証人」の宣教組織である「ものみの塔聖書冊子協会日本支部」は、「（輸血拒否）を戒律として課しているのではなく、あくまで本人の意志を尊重している」と、曖昧な表現をして、責任を大君の父親に転嫁した。「エホバの証人」については、それから五日後の六月十二日付の「西日本新聞」に、同会の早川賢雄渉外担当が「医療は医者と患者の一種の契約行為で、医療に応じるかどうかは、患者に決定権がある。患者が望まないのに医者が身体にメスを入れるのは、契約違反であるばかりか、刑法の傷害罪に当たる。……パプテスマ（洗礼）こそ受けてなかったが、（大君は）立派な信者で、両親は大君の気持ちを汲んで輸血を拒否したはず」と、この事件についての「エホバの証人」としての公式見解を発表した。この発言についてのコメントは避けるが、いかにも独善的な発言だとしかいいようがない。

この事件を契機として、わが国では「自己決定権」とか「インフォームド・コンセント」という言葉が注目されるようになり、私ども医師はこの言葉に無関心でいられなくなった。

鈴木大君の事件には、

一、親に、子どもへの輸血を拒否する権利があるか。特に、それが子どもの生命に関る場合はどうか。
二、十歳の子どもが「生きたい」といったとき、それを意志決定能力による判断と認めてよいか。親権者がそれを無視してよいか。
三、医療における「自己決定権」をいかに考えるべきか（この点については、わが国での考え方を確立すべきではないか）。
四、輸血が救命上の唯一の方法であるとき、宗教上の理由で、それを拒否するのは正当か。
五、宗教上の理由でそれが拒否されたとき、医師はどう対応すべきか。

など、五つの問題があるが、この問題を考える前に、いくつかの事例を紹介する（氏名は省略する）。

事例一　Aさん、五十八歳女性

一九八二年（昭和五十七）三月十五日、貧血のためK市立病院に緊急入院した。Aさんは十年ほどまえから、かなり貧血がひどかったが、特に積極的に治療を受けたことはない。入院時、赤血球一一八万、血色素三g／dℓで、主治医は輸血を必要と認め、そのことをAさんと付き添っている家族に告げたけれども、いずれも宗教上の理由からこれを拒否し、次の二つの書類を主治医に提出した。

一　念　書（原文のまま）

私達エホバの証人は神の律法血を避けなさいの命令に従って輸血することができませ
ん万一生命の維持が不可能な場合でも治療に対して異議の申し立てなど致しませんので
何卒よろしく　御願い申し上げます。

昭和五七年三月一五日

下○市川○町一丁目七―一

田○美○子（山○栄○の実妹）㊞

北○州市小○区○三丁目一一―六

山○栄○　㊞

二　パンフレット

「輸血――エホバの証人がそれを受けない理由」という表題で、「医療に携わる方たちへ」という書き出しの、約五○○○字に及ぶかなり長文の印刷物である。内容を要約すると、次の通り。

エホバの証人は、医学を無視しているのでもなく、殉教者になろうとしているのでもない。病気や怪我の時には、自ら進んで医学の助けを求める。生き続けること、健康であることも、よくわきまえている。

輸血の医学的また科学的適否についても論じているのではなく「輸血を受けることに対する議論」はあくまで宗教上のものである。

聖書は、クリスチャンが生命を支えるために血を用いることを禁じていると、私たちは理解している。血を避けるということは、クリスチャンにとって偶像礼拝や淫行を避けると同じほど、重要な問題である。

「エホバの証人」のこのような見解は、医師の立場からは危険だと思われるかも知れないが、「身体的な条件のため、治療に一定の制約が課せられる患者に対しても、その制約の中で最大の努力を尽くされると同じようにこの宗教上の制約という枠のなかで最善の手を尽くして下さるようお願いする。医療に当たる方たちの良心に訴え、基本的人権に対する配慮を願って、神への違背を強いられることなく崇拝をささげる権利が認められるようにと願い求めるのである。

以上の主張は、決して一時的な衝動による決定ではない。患者の肉体上の病気がいやされても、その当人が神との関係における霊的生命とみなすものが損なわれるのであれば、だれの益になろうか。それは無意味な生活という他はなく、死よりも悪いものとさえなるであろう。

Aさんが、念書と一緒にこのパンフレットを手渡したというのは、このパンフレットのなかの文章が自分の考えを代弁するものだということを表したのである。この文章は、その一部を"New York State Journa lof Medicine Vo l76, No5"より引用したものであるが、そのいわんとするところは要するに、

一、信教の自由と基本的人権の尊重。
二、医療に関する自己決定権。
三、医師の専断的治療の拒否。

の三つを根拠に、輸血を拒否しているので、その主張を拒否する理由はなにもない。

私は、自分の生命よりも重い信仰はあると思う。しかしながら、たとえAさんが輸血を拒否したとしても、私はAさんを救命したい。しかし、私はAさんの信仰の深さを知らないし、Aさんの訴えを退けてまで輸血を実施する勇気もない。では、どうすればいいか。

Aさんは日本人で、日本国籍を持っているから、日本国憲法を守り、日本の法規を守らな

ければならない。輸血を実施するか否かは、法廷での判決を待つ以外にないではないか。該当する患者が入院している医療機関で、臨時法廷を開けばよい。病院までのこのこ出かけて来ることができるような暇な裁判官などいないだろうから、弁護士に臨時に判事を委嘱すればよい。病院には倫理委員会があるから、そこで討議すればよいという意見もあるだろうが、先にもいったように、法律を知らない素人の集まりである倫理委員会など、信頼するに足りないし、法的に正しい判断が下されるとも思えない。

Aさんは、入院後主治医から輸血するようにと再三説得されたにも関らず、輸血を強く拒否し、病状は急速に進行、入院二十三日目に逝去した。この事例では、患者の意志を受け入れて輸血を行わず、結局患者は死亡したのだが、果たしてそのことが正しかったかどうか、主治医の悩みとして残った。

鈴木大君のことが新聞報道されてから一カ月の間に、それまであった「エホバの証人」輸血拒否事件が三件報道された。そのうち、神戸大学森川定雄氏の次の事例が、わが国最初の報告ではないかと思う。

事例二　Bさん、四十八歳男性

十年ほどまえから、ベーシェット病と診断され、治療を続けていた。一九六八年（昭和四十三)、交通事故で骨盤骨折、一九七〇年に腰椎麻酔のもとで、虫垂切除の既往がある。

一九七二年十二月頃から回盲部《かいもうぶ》に痛みがあり、X線検査の結果、悪性腫瘍によると思われる潰瘍が発見され、手術することになった。

Bさんは八年前、夫婦揃って「エホバの証人」に入信していたので、手術に際しては、輸血の拒否と、そのために一命を失っても異存はない旨を、主治医に申し出た。

医師団は検討の結果、手術部位や検査所見から考えて、出血が大量になる可能性は少なく、たとえ出血があっても、プラスマ・エキスパンダーや電解質の輸液を使用すれば、治療可能だと考えた。そのため、当人及び家族から誓約書をとり、一九七三年三月、手術を行った。但し手術当日、出血に備えて、念のために保存血一〇〇〇ccを準備しておいたが、手術は順調で大量の出血もなく、この保存血は使われなかった。

Bさんは、経過順調で、術後十五日目に退院した。

Bさんは八年前に入信したのだから、交通事故や虫垂切除のときに、主治医とどんなやり取りがあったのか分からない。また、今回の手術の前に、医師側が患者と家族から誓約書をとったというが、その内容は不明である。この事例では、Bさんが輸血を拒否したにもかかわらず、主治医は輸血のために、保存血を一〇〇〇cc準備しておいたそうであるが、これは実際的である。

森川氏はこの事例について次のように書いておられる。

「特に問題となるのは、エホバの証人の子供に手術を行うとき、両親が許可しないときである。このようなことは、われわれ日本人には全く理解し難いことであるが、アメリカでは起こっている」と滞米中の経験を述べ、「患者の宗教上の自由は当然尊重しなければならないが、医師が患者の安全を考えて最善と信じた医療行為（輸血）が拒否されることは好ましくない。また、輸血を行うために上記のような手続きをふまねばならないとすればどうであろうか。考えただけでも煩雑であり恐ろしい気がする。このような宗教的問題がわが国で普及し、われわれに新たなる問題を起こすことがないよう心より念ずるものである。」と結んでおられる。

それから十年たって、鈴木大君の事件が大きく報道され、「インフォームド・コンセント」や「自己決定権」が問題になって浮かび上がってきたのである。

事例三　Cさん、六十七歳男性
一九七四年（昭和四十九）七月六日、Cさんは交通事故で頭部を強打し、意識不明の状態でM市立病院に入院。脳挫傷と右側頭部の広範な血腫で、緊急手術を必要とした。

患者が搬入されてから三十分後に、家族が到着した。医師が家族に「保存血が着き次第、手術を始める必要がある」と告げたところ、妻と娘から「エホバの証人」の信者だから、輸血は絶対にしないで欲しいという、申し出があった。

輸血の必要性について、医師団の説得を受け入れないので、再三説明をしたけれども、家族は「輸血は絶対に認めない」といって、医師団の説得を受け入れない。医師団が「治療にそのような制限をつけられるのでは、救命できる自信もないし、良心的な治療もできないので、これ以上の治療はお断りする」と告げると、家族は、「それは困る。素人が見ても重態だということはよく分かるから、医師として必要だと思うことは、輸血以外はどんなことでも、最高の治療をしてほしい」と、輸血以外の治療を求めた。

結局医師団は、「宗教上の信念で輸血を拒否するが、その結果不幸な事態になっても、一切の異議は申し立てない」いう内容の念書をとって、手術を開始した。手術中も医師団は、家族の説得に努めたが、輸血についての同意は得られず、出血多量で手術中に死亡した。

この事例では、Cさんは意識障害があるので、治療の選択について、自分の意志を表明することはできない。家族が本人に代わって、輸血拒否を主張した。家族による輸血拒否の主張という点では、鈴木大君の場合と同じである。ただし、大君は十歳、Cさんは成人だから、家族による意志決定の代行が果たして有効なのか。

家族は、Cさんの推定的意志としての「輸血拒否」を主張したのだが、たとえCさんが「エホバの証人」の信者であるとしても、生命の危険な状態においても輸血を拒否するかどうかは疑問である。それを証明するものがない限り、Cさんの推定的意志を立証できない。

これはアメリカの例であるが、「自らは輸血を拒否するが、裁判所がそれを必要と判断するのなら、裁判所の決定に従う。それは私自身の責任ではない」という、「エホバの証人」である家族の微妙な意志表示もある。Cさんがこれと同じ考えだったと、推定することも可能である。もしCさんの推定的意志が「裁判所の決定に従う」というのであるなら、輸血を行ったとしても、医師の専断的治療行為には当たらない。

この報告の終わりに、主治医だった浅井登美彦氏が、「家族の輸血拒否を無視して、医師が患者救命のために輸血を施行したとしても、刑事上の責任は勿論、民事上の不法行為にも相当しないのではないか」と述べておられる。また、「医師の立場として、輸血しないで死ぬのなら、死んでもかまわないという患者の言葉は、絶対にこれを認めてはならない」ともいっておられる。日本の法廷はこれに対して、どんな判断を下すであろうか。

私の手許の資料では、「輸血を拒否した」「エホバの証人」が十三人ある。そのうち、治療に関った医師七人の意見を総合すると、浅井氏のいわれるように、「輸血しないで死ぬのなら死んでも構わないという患者の言葉は、絶対にこれを認めてはならない」ということであった。しかしながらこの十三人を調べてみると、十三人のうち輸血を行ったのは三人に過ぎず、他の十人では「輸血拒否」が受け入れられた。輸血を行った三人のうち、二人は輸血によって救命し、一人は輸血拒否とは関係のなく原疾患で亡くなった。救命されたD君を紹介する。

事例四　D君、五歳

転落事故を起こしたあと、輸血を必要とした。母親が「エホバの証人」の信者で、子供の輸血を拒否したけれども、外科医である父親は信者ではなく、母親の意志には反したけれども、父親の判断で輸血を行い救命した。輸血しなければ救命できなかったかどうかは不明である。

この事例は、父親が信者ではなかったから、輸血に際して問題は起こらなかった。輸血を行わなかったもう一つの事例は、交通事故で意識不明になったEさんの息子と実兄が病院で付き添っていた。EさんとEさんの息子とは「エホバの証人」の信者だったが、実兄は信者ではなく、息子は輸血を拒否したけれども、病院側は未成年である息子が患者の親権者でないことを理由に、実兄の意見を入れて、輸血を行った。

輸血拒否 ── 法廷の判断

信仰に基づく輸血の拒否、しかもその輸血が生命保持と重大な関係を持つ場合、法廷はどう裁くか。これは大へん興味深い問題である。ここに紹介する事例は、鈴木大君事件が報道されたのと同じ年の一九八五（昭和六十）十二月二日に、大分地裁で決定されたもので、これまでの事例がみな「エホバの証人」と「医師」との間のものであったのに対し、この事例では輸血実施の可否が、「エホバの証人」の信者である息子と、信者ではないその両親との間で争われたものである。

事例五　Fさん、男性

Fさんは、左大腿骨の骨肉腫で、一年前からO医大病院に入院していた。担当の医師はFさんに、左足切断が最善かつ最も有効な治療方法であることを説明、Fさんもこれを納得し、手術を希望した。但し、「エホバの証人」の信者なので、手術に伴う輸血については拒否するといった。病院側はFさんが輸血を承諾しない限り手術はできないという方針で、放射線治療や化学療法を続けながら、輸血を受け入れるよう説得した。

一方、Fさんの両親（f夫婦とする）は、Fさんが一男二女の父として、平穏な家庭生活を営んでおり、輸血を拒否することは、自殺行為にも等しいとして、Fの父母として、Fの自殺にも等しい行為を排除して、Fを看護し、Fの生命健康を擁護する法律上の権利を有するとして、その権利を保全するためFに代わり、同病院に対して左足切断手術及びそのために輸血等必要な医療行為を委任することができる旨の仮処分を申請した。

なお、Ｆさんの妻も「エホバの証人」の信者で、輸血拒否を貫く夫の姿勢を支持していた。

これに対し、大分地裁は、次のような決定を行った。

大分地裁の決定要旨

「ｆ夫婦はＦの父母として、Ｆとの間に平穏な親族関係を享受し、親族関係における幸福を追求し保持する権利ないしは利益、Ｆに対し将来の扶養義務の履行を期待する期待権等を包摂している」として、ｆ夫婦のＦに対する「親族権」とでも称すべき人格的権利及び利益を有していることが認められた。その上で、Ｆの輸血拒否はすなわち手術を事実上不可能にしているのであり、自ら命を絶つことに等しく、ｆ夫婦の権利ないし利益を侵害しうる、と判示した。

その上で、「Ｆが真摯な宗教上の信念に基づいて輸血拒否をしており、その行為も単なる不作為行為に止まるうえ、ｆ夫婦主張の被侵害利益が、Ｆの有する信教の自由や信仰に基づき医療に対してする真摯な要求を凌駕する程の権利ないし利益であるとは考えがたいことであり、その他本件輸血拒否行為の目的、手段、態様、被侵害利益の内容、強固さ等を総合考慮する時、Ｆの輸血拒否行為が権利侵害として違法性を帯びるものとは断じることは出来ない」として、ｆ夫婦の申請を却下した。

この裁判で地裁は、Fさんの信仰による輸血拒否を、両親の主張する親族権より重いと判断したのである。ここでは「自己決定権」については争われてないが、もしFさんが「信仰による輸血拒否」、担当医が「救命のための輸血実施」を主張して争うか、f夫妻が担当医とともに、「息子Fの生命の保持」を主張して争ったならば、逆の判決が出たのではないか。争点の選び方によって違った判決がありうるということにならないか。この事例のように、輸血の適否についての争いは、人の生命にも関る問題にもなるのだが、法律の専門家はどのように解釈するのであろうか。

事例六　Gさん、女性

一九九二年（平成四）三月、Gさんは T病院を受診したところ、肝臓ガンと診断され、輸血なしには手術できないといわれた。Gさんは、以前から「エホバの証人」の信者で、信仰の上から輸血を拒否していたので、無輸血手術の実績があった東大病院に転院した。Gさんはここで担当医に、肝臓ガンの手術に当たっては、輸血以外に救命の方法がない場合でも、絶対に輸血を行わないという「絶対的無輸血手術」を求め、輸血をしないことから生じるいかなる結果についても、病院並びに医師の責任を問わない旨の免責証書を提出した。

これに対して担当医は、手術に当たり可能な限り輸血は行わないが、輸血以外に救命手段がない場合には輸血を行うという「相対的無輸血」を治療方針としていたけれども、そのことはGさんには伝えていなかった。

　Gさんの手術中担当医は、救命の必要からGさんに輸血を行った。そこでGさんは、輸血によって自己決定権及び信教上の良心を侵害されたとして、病院の設立者である国と担当医を相手に、損害賠償請求を提起した。

　これについて第一審（東京地裁）は、「医師は患者に対して可能な限りの救命措置をとる義務があり、手術中に輸血以外に救命方法がない事態になれば、患者に輸血する義務がある」と判示して、『絶対的無輸血』の特約は、公序良俗に反して無効である」と、Gさんの請求を棄却した。

　Gさんは控訴したが、控訴審の係争中に死亡、Gさんの相続人である夫、子供ら四人が控訴を承継した。

　第二審（東京高裁）は、「本件のような手術を行うについては、患者の同意が必要であり、医師がその同意を得るについては、患者がその判断をする上で必要な情報を開示して患者に説明すべきものである」とし、「この同意は、各個人が有する自己の人生のあり方（ライフスタイル）は自らが決定することができるという自己決定権に由来するものである。国や担当医は自己の生命の喪失に繋がるような自己決定権は認められないと主張するが、当裁判所は、特段の事情がある場合は格別として、一般的にはこのような主張に与することはできない。すなわち、人はいずれ死ぬべきものであり、その死に至るまでの生きざまは自ら決定できるといわなければならない（例えばいわゆる尊厳死を選択する自由は認められるべきである）」といい、「担当医らは、救命に必要な場合には輸血するという相対的無輸血の治療方針でありながら、Gに対しこの治療方針の説明を怠った」と判示。第一審判決を取り消して、請求の一部を認めた。

これを受けて、双方とも上告した。

最高裁の判断

最高裁は、「患者が、輸血を受けることには自己の宗教上の信念に反するとして、輸血を伴う医療行為を拒否するとの明確な意思を有している場合、このような意思決定をする権利は、人格権の一内容として尊重されなければならない」また、「本件においては、担当医らは、右説明を怠ったことによりGが輸血を伴う可能性のあった本件手術を受けるか否かについての意思決定をする権利を奪ったものといわざるを得ず、この点において同人の人格権を侵害したものとして、同人がこれによって被った精神的苦痛を慰謝すべき責任をおう」と判示して、第二審判決を支持、担当医らの上告を棄却した。

この最高裁判決は、医師の救命義務と患者の自己決定権とで争われ、患者の自己決定権を優位と認めるもので、「エホバの証人」輸血拒否事件に出された最高裁判決としては、初めてのものである。

この最高裁判決に私は納得できない。最高裁は、担当医が相対的無輸血の治療方針を患者に説明しなかったことを、医師の説明義務違反とインフォームド・コンセントの侵害に問うた。

しかしこれは間違っている。医師の説明義務は、その説明が患者に有害な結果をもたらす場合は、医師の裁量に任されるべきである。この場合、担当医が輸血を強行するといえば患者は輸血を拒否する。輸血を拒否すれば、患者は死に至る。したがって担当医は、救命のために患者に知らせることなしに、輸血を行ったのである。この最高裁判決によると、救命行為は違法ということになる。人命を救うことが違法になれば、国民を守るべき国の基本は崩壊するではないか。担当医に違法性はない。

また最高裁は、患者の宗教上の信念を保護し、担当医が輸血を行うことを患者の人格権の侵害であるとして、その責任を追及した。しかしながら信教の自由は、当人の心の中だけに許されるべきものである。信仰がなんらかの社会的行動として現われた場合は、社会的規範によって制約を受けるのは当然である。時には自分の命を懸けて守らなければならないものも勿論あるけれども、「生命の尊厳」はなによりも先ず第一に守るべきものである。これなくして法の遵守もない。

大分地裁は、「エホバの証人」の輸血拒否を認めたけれども、東京地裁は「輸血以外に救命の方法がない場合には、医師は輸血の義務がある」として「エホバの証人」の輸血拒否を

「公序良俗に反する」として退けた。私は「公序良俗に反する」というのは、理由としては弱いと思うけれど、それは仕方がないといっておこう。

私どもが医学教育を受けたのは、いまから六十年前。その頃、自分が命に関る病気で病臥していない限り、医師は診療を拒否することは出来ないと教えられた。患者の自己決定権、インフォームド・コンセントの法理が社会に定着しつつあるとき、医師の診療選択についての決定権も、もっと深く議論されてよい。

輸血拒否についてのアメリカの事例

わが国とアメリカとでは、裁判制度が全く違うので、両者を比較することはできないけれども、もし鈴木大君のような急を要する輸血拒否事件が、アメリカで起こったら、どのような処置が取られるであろうか。わが国でも再々引用されている「ジョージタウン・カレッジ事件」の経過を追ってみよう。

ジェシー・ジョーンズ夫人は二十五歳。七カ月の子供がいる。潰瘍性消化管出血で緊急入院。失血のため危篤状態にあり、主治医は直ちに緊急の輸血が必要だと判断したが、ジョーンズ夫人も彼女の夫も「エホバの証人」の信者であることを理由に、輸血を拒否した。

一九六三年九月十七日、病院の弁護士が地方裁判所に、輸血を命じる緊急令状を出すことを、口頭で求めたけれども、これを拒否された。弁護士は、その足で直ちに上訴裁判所に行き、ライト判事に対して同じ要求を行った。このとき午後四時であった。ライト判事は、病院に電話して弁護士の代理権を確めた後、直ちに病院を訪れた。

病院でライト判事は、先ず患者の夫と会う。夫は妻の輸血を許さないと答えたが、「裁判所が命令するならば、その責任は自分ではない」という微妙な発言をしている。次いで、複数の医師に会って意見を聞いた。医師は全員一致して、輸血の必要性を主張した。

判事は、夫の了解を得て病室を訪ねた。患者の容態は悪い。判事が輸血が必要だという医師の意見を伝えてところ、患者はかろうじて「私の意に反して」といったが、重態で、自己決定についてはっきりと決定できるような精神状態ではなかった。判事はそれ以上の発言を控えて、夫や弁護士とともに医局に帰った。

医局には、ジョージタウン大学の学長も来ており、学長、医師団、弁護士が再度、夫に対して妻の輸血を承諾するように説得したけれども、聞き入れられず、終にライト判事は「彼女の

Ⅰ　午後４時　提訴受け付け
Ⅱ　電話で弁護士の代理権確認
Ⅲ　病院訪問
　1）夫に面接→輸血拒否
　2）医師団に面接→輸血主張
　3）患者に面接→輸血拒否の意 si
　4）再び夫を説得（学長，医師，弁護士）
Ⅳ　午後５時20分　輸血命令に書名

ライト判事の行動

生命を救うために必要だと、医師が決定する輸血を行うことを、病院に認める命令」にサインをした。このとき時刻は、午後五時二〇分であった。

ライト判事が輸血許可の提訴を受けてから、許可書にサインするまでの、判事の行動を要約したのを表で示した。輸血許可が提訴されてから、許可されるまでに要した時間は一時間二〇分である。主治医は直ちに輸血を行い、ジョーンズ夫人はその後経過良好で、全治退院した。

ジョーンズ夫人は、その後、一九六三年十月十四日に裁判所に対して、九月十七日の輸血許可命令の無効、取消を求めて提訴したが、翌一九六四年二月三日、裁判所はジョーンズ夫人の申立を却下した。

社会構造も法律も宗教に対する考え方も全く違う国のことを引き合いに出したところで、わが国には到底当てはまりはしないといえばそれまでだが、わが国の輸血拒否事件と比べてみると、解決に至る考え方や経過が、あまりにも違っているのに驚く。この事件を振り返ってみて、ライト判事が面会したとき、ジョーンズ夫人の判断能力は本当に失われていたのだろうかと疑問に思う。ライト判事の説明の中に「十分の説明が患者への圧力になってはいけないと思い……という箇所がある。ライト判事は、人命救助の為の輸血を強行するためには、ジョーンズ夫人の判断力が失われていると判断したほうが、この裁判は順調に運ぶと考えたのではないだろうか。

ライト判事は、この事件の審理に当たって、先ず第一に患者の救命を考えたに違いない。この項のなかで、「事例三　Cさん」の主治医だった浅井氏は、「輸血しないで死ぬのなら、死んでもかまわないという患者の言葉は、絶対にこれを認めてはならない」といっておられるが、ライト判事も同じ考えだったと思われる。だから、救命のためには、審理に問題はあったかも分からないけれども、一時間二〇分という短時間に諸手続きを終えて命令書にサインした。ライト判事は救命を第一選択肢として行動し、それに反して日本では法廷も担当医も、自己決定権を生命の保持よりも重視した判断を行っているように思われる。

パレンス・パトリエ

ジョージタウン事件で、ジョーンズ夫人に輸血が許可された理由の一つに、聞きなれない言葉「パレンス・パトリエ（後見的役割）」がある。判決のなかで「パレンス・パトリエとして、州は患者に子を遺棄することを許さない。そして、自分の意志で遺棄するという、最も極端なことを許すべきでない。親はその子をケアする責任をコムニティに負っていた。したがって、人々は子の母の生命の保持に関心を持っているのである」と述べられている。

判決文におけるライト判事の考え方では、ジョーンズ夫人は危篤状態で、判断力を欠く状態にあったから、救命のために輸血を命令して、当人に対する国の後見的役割を果たしたのである。更に、彼女には七カ月になる子供がある。輸血を拒否した結果、彼女が死亡したとすれば、子供があとに残され、その扶養は社会の負担となる（夫については触れられていない）。これは結果としては、子供を遺棄することになるから、子供に対する親としての責任を果たさせるために、輸血命令を出して、国の後見的役割を果たしたというのである。

パレンス・パトリエという言葉は、輸血拒否事件の判例には、ジョージタウン事件の他にも、しばしば登場する。たとえば、生後八日目の赤芽球症の子供に対する輸血を、両親が信仰を理由にして拒否したとき、巡回裁判は、両親がこの子に「親として適当な世話を行わない放置された子」であるとして、国のパレンス・パトリエとしての役割を果たすために、法廷の主任事務官を後見人に任命して、輸血の承諾を命じている。

ジョーンズ夫人に対する判決文の中で、「親はその子をケアする責任をコムニティに負うから」（唄孝一「アメリカ判例法における輸血拒否」「東京都立大学法学会雑誌」）、この子が遺棄されて社会に負担をかけないために、親に輸血することを命じるという考え方は、私には大へん興味深く思われた。

パレンス・パトリエに関しては、たとえば「州は、子の福祉に影響する事柄については、親の自由と権威を制限する広範な機能を持っている。そしてこれは、ある程度までは、良心や宗教的確信にかかわる事柄も含んでいる」という判決文の内容や、「緊要な集団的な州の利益が存在しないときでも、親の行為が子の個人的利益を脅かすときは、子に代わって主張する意味で、州の権威が親の反対を押し切って支配すべきである。そのような子の個人的利益が存するか否かを決める上で、次の二つの要素が肝要である。すなわち、一は、はっきり表明された子の好み、二は、子の幸福に重くとりかえしのつかぬ損害を与えることを示す専門家の証言である。（「アメリカ判例法における輸血拒否」）という文章を読めば分かるように、そこには子供の利益を守ろうとする強い意志が汲み取れる。鈴木大君の事件に当てはめてみたらどうであろう。

インフォームド・コンセント

「インフォームド・コンセント」という言葉も、日本に入ってきて四十年になるが、これに合う適当な訳語が見付からない。

五年ほど前、「インフォームド・コンセントに関する検討会」というのが開かれて、医者、法学者など十五、六人の専門家たちが集まって話し合われたけれども、適当な日本語が見付からず、それまで通り「インフォームド・コンセント」と仮名書きのまま使うことになった。私は単純に「説明と同意」でいいのではないかと思っている。もともと「詳細に説明する」ことや、「賛成か反対かをはっきりさせる」ことは、日本の文化に馴染まない。そのことが検討会の委員たちの意識下にあったので、訳語についての合意ができなかったに違いない。

日本ではなにかにつけてそうだったのだが、ことに医療の世界では、言葉としてではなく無意識のうちに医師と患者との間で、医師のパターナリズムが認められてきた。

パターナリズムは、一般にいわれるように、決して欠点ばかりではない。医師も弁護士も、医師と患者、弁護士と依頼人との間に、信頼関係がなければ成り立たない仕事である。信頼関係は、医師や弁護士の人格（性格・パーソナリティ）と職業的努力とによる。

私が医者だからいうわけでもないが、治療法を任されると、医師は治療法の選定に、より慎重にならざるを得ない面もある。自己決定権は最高裁が判断したように、人格権の一つとして絶対に守らなければならないものであるか、問題も多いと思う。それらの議論は別にして、インフォームド・コンセント「説明と同意」は、医療においては、治療法の選択について最も望ましいと考えられる方法であるから、特別な場合を除いて、守られるべきである。

この何年かの間に、私が経験した事例を二つ挙げる。それから何年かたったけれども、いまも同じような光景が見られるのではないだろうか。

事例七　保井早百合さん、六十二歳女性

早百合さんは、戦後手広く貴金属商を営んでいた。あるとき不正の性器出血があり、知人の産婦人科医に診察を受けたところ、子宮ガンの疑いと診断されて、即刻K大学付属病院の産婦人科に入院した。一週間ばかり精密検査をした結果、病状はかなり進行しているようなので、婦人科的手術の適応があると診断された。

手術の予定日も決まったある日、保井さんを見舞うと、「明日の午後、主治医の先生から、私の病気のことや、手術についてのお話があるそうです。先生、一緒に立ちあって頂けませんか」と頼まれた。手術予定の二日前のことである。

翌日指定された時間に、保井夫人と私は、病棟ナース・ステーションの横にある診察室で、主治医を待った。やがて診察室に入ってきた主治医は、入局して六、七年にはなるかなと思われる、三十過ぎの医師だった。

現在の病状についての説明があった後、「手術は、Y準教授がなさいます。手術しますと、出血があります。出血しますと、輸血をしなければなりません。輸血をしますと、いまは殆どないのですが、B型肝炎ビールスやC型肝炎ビールスの感染もないとはいえません。C型肝炎に罹ると将来、肝臓ガンに発展することもあります。術後、ガンの再発を防ぐために、放射線療法を行います。身体に放射線を当てますと、放射線障害で、血液の病気や、消化管の障害が起こるかも分かりません」。術後に起こり得るであろう身体の障害について、主治医は長々と話し続けた。

やがて話し終わった主治医は、「これで私の話は終わります。よろしいですね。なにかご質問はありませんか」といった。主治医の話を聞き終わって、私は保井夫人の顔をじっと見た。夫人は不安と緊張で、照明の陰になっていることもあってか、鬱屈とした感じだった。しばらく間をおいて、保井夫人は「お任せします。よろしくお願いします」といって、席を立った。

部屋に帰って、夫人に「あれでよろしかったでしょうか」と、私は聞いた。夫人は、「主治医の先生も、いろいろお考えでしょうから」と言葉少なにいって、備え付けのソファに腰を下ろした。私は、黙って病室を後にした。

保井夫人が主治医の話を聞いたのは、手術を翌日に控えたその前日。手術を受ける本人にとっては、いちばん不安な日ではなかったのだろうか。これが、もし自分の家族だったら、私は「今回は手術を致しません」といって、引き上げたであろう。次の事例を読んでいただきたい。

事例八　斉藤信子、四十八歳女性

斉藤さんは、近くの歯科医院で医療事務の仕事をしていた。左の乳房にしこりがあるので、K市の医療センターを受診したところ、乳ガンで手術の必要があるから、入院しなければいけないといわれて、一週間後に同じ医療センターに入院した。

それから二週間くらい経った五月末のある日、「手術することになった。それについて、担当医の話があるそうだから、一緒に聞いてくれないか」と電話があった。

私は指定された日、病院に行って、斉藤さんと一緒に担当医の話を聞いた。病棟に設けられた面接室には、担当医が二人待っていた。「貴女の乳ガンは、病期がⅡからⅢの段階ですから、手術療法の適応があります。腫瘍は大きくなっていますし、ガン細胞がかなり広範に乳管内に進展していますので、乳房温存手術は無理だと考えます。……」。

担当医の専門用語を使っての説明は長々と続いた。斉藤さんは、緊張に体中をこわばらせて、不安げに私を見た。担当医の話す内容は、専門用語が並んでいて、斉藤さんに全部は理解できないまでも、自分の病状がそれほど軽いものではないことは分かるようであった。私が、「斉藤さん、腫瘍の大きなところを取ると、他のところも小さくなるということもあるのですから、気持ちを楽になさい」というと、すかさず担当医が私に、「あなた、そんな安易なことをいってはいけませんよ」ときつい口調でいった。私は「すみません」と謝って口をつぐんだ。

やがて担当医の説明は終わった。私は斉藤さんに「ちょっと、部屋の外で待っていてください」といって、彼女がドアを開けて出て行ったのを確めた後、担当医に「先生、いまの先生のお話、患者は理解できたでしょうかね」と聞いた。先輩と思われるほうの担当医が「恐らく分からないでしょうね」と、平然といった。

私は「有難うございました」といって、部屋を出た。

担当医は、斉藤さんの心の動揺など考えないで、自分の喋っている専門的内容など、素人には理解できはしないことを知りつつ、理解できない仕方で説明を終えた。「説明と同意（インフォームド・コンセント）」とは、医学に限ったことではないが、専門的な内容を素人にもできるだけ分かりやすく伝え、病気についての理解を深めてもらい、それによってこれから行おうとする治療についての同意を得、患者本人の判断で「治療」を決める（自己決定権）ことをいう。

一般の人に分かるように、医者が説明することは、不可能だと思われるほど大変難しい。しかも、その病気の治療法を短時間で素人に決めさせるのは、不可能ではないかとさえ思われる。担当医が手術前に患者に説明するのは、病状と治療法を患者に理解してもらうと同時に、患者に安心して手術に臨んでもらうためである。ここに紹介した二つの事例は、どちらも①不安の極点ともいえる精神状態にある患者に、②難しい医学用語で説明し、③治療方法を短時間のうちに決定させ、④当の患者はなにも分からぬまま、手術を納得したという四つの点で共通している。いま日本でのインフォームド・コンセントとは、この程度のものだと思って間違いない。

私は医者になって六十年になるが、振り返ってみて、相手に理解されたと思うような説明をした記憶は少ない。その不完全な情報提供は、医者のパターナリズムに支えられていたから、「説明を果たした」と自己満足していたに過ぎない。もっとも、どうしてインフォームド・コンセントが、昔と違って現在のように重要視されるようになったかというと、治療技術がめまぐるしく進歩して、病気の治療に当たって、患者の選択肢が多くなり、どの治療法を選ぶのが最も効果的か、治療する側の医者でさえ判断し難くなったことと、医療過誤裁判の急増という二つの原因によるものである。

保井夫人の主治医も斉藤さんの担当医も、これでインフォームド・コンセントを果たしたと思っているかも知れないけれど、患者の心理を無視し、理解できない専門用語を使っての説明は、これを果たしたとはいえない。むしろ、説明することにより、手術前の患者の心を、徒に不安に陥れたというべきであろう。これよりむしろ、医師のパターナリズムを信頼して、手術を受けるほうが、患者本人は幸せかも分からない。たとえ「手術の際になにが起ころうと異存はございません」という念書を書いていようと、事故が起こればそんなものは、なんの役にも立たないのだから、任された医師はかえって慎重に手術に臨むかも知れない。

アメリカでも、インフォームド・コンセントの考え方は古く十九世紀からなかったわけではないが、特に一九五〇年の後半から盛んになった人権に関る色々な市民運動のなかで、医師のパターナリズムへの反省が起こり、それまでと変わって患者中心の医療へと変貌したことによる。この市民運動の中で、医療も大きな影響を受けた。一九七六年アメリカで、*Take Care of Yourself – A Consumer,s Guideto Medical Care –* という本が出版され、五年後の一九八〇年、保健同人社から『医者にかかる知恵かからない知恵』という題で翻訳出版された。医療を消費の対象と見て、どうすればコストをかけずに、同じ医療を安く購入することができるかというガイド・ブックである。この風潮がモンスター・ペイシェントを産んだともいえるけれども、私ども医師を含めた医療担当者にも反省する機会を与えたのである。

三　クオリティ・オブ・ライフ

生命の質

クオリティ・オブ・ライフ（QOL）には、「生活の質」と「生命の質」という二つの日本語訳があり、夫々捉え方が違う。それと、もう一つ「人生の質」という表現もあることを、最近初めて知った。「人生の質」という言葉には、私どもが使い慣れた「生命の質」と同じような意味があり、時には「生命の質」よりも「人生の質」のほうが、より適していると思われる場合もある。

「生活の質」には、「夫婦で高める生活の質」とか「先進国と途上国生活の質の違い」などという言葉のなかにみられるように、経済状態によって違う生活の豊かさを思わせることが多い。医療の現場でいうなら、医療設備は完備して、薬局に準備してある薬剤も豊富、それを使うヴエテランの専門医も常時勤務している病院で治療が受けられれば、「生活の質」は高いということができよう。もっとも、そんな病院があればの話しだが。

これに対して、「生命の質」は、規範的な理想の実現というか、倫理的、宗教的なものを感じさせる。「生命の質」を高めるとは、自らの理想実現に向かって生きていくことである。「エホバの証人」の信者が輸血を拒否するのも、「生命の質」を高めて生きたいという、その人の欲求の現われである。

福沢諭吉は、その著『文明論の概略』(岩波文庫)のなかで、文明とは身の安楽だ、しかし身の安楽だけでは駄目なので、心の高尚がこれに伴わないといけない、といっている。「身の安楽」を「生活の質」、「心の高尚」を「生命の質」と読み替えれば、分かりやすい。

医学が進歩して寿命が延びると、次は、医療の目的は救命だけでなく、「生きる質」を高めようと考えるようになった。「人間、いかに生きるか」も「延命」と同時に、医療の目的となったのである。特に、寿命があといくらも残されていない「ターミナル(終末期)」においては、「人間の尊厳を守っていかに死ぬか」が問題となる。「尊厳死」の考えである。「私は私の尊厳を、空間によってではなく、私の思惟の規則によって求むべきである」とか、「我々のあらゆる尊厳は、考えるということにある」などという言葉がある。パスカルの「パンセ」の中の「人間は考える葦である」に続く言葉だが、人は、自分の尊厳を保とうとして、「クオリティ・オブ・ライフ」を考える。

事例　山口米造、七十八歳男性

その年の十二月十八日、山口米造さんは七十八歳で亡くなった。腎臓ガンと肺転移だった。

亡くなる三週間前、それまで入院していたK病院を退院して、自宅に帰った。退院してからの山口さんは、時に睡眠薬と鎮痛剤を服用する他は、一切の治療を拒否した。家族も山口さんの意に沿って、医療を求めずに介護を尽くした。

山口さんは十数年まえ、息子の勤務先が戸畑区内にあったことから、しばらくの間、糖尿病の治療で、私の診療所に通っていたことがある。たいへん几帳面な方で、検査成績のコピーを上げると、それを皆きちんと保管しておられたし、治療の内容なども、自分が納得のいくまで説明を聞いたうえで、私の指示を守るというように、主治医にとってはいささか堅苦しいけれども、理想的な患者といってよかった。

朝晩はいくらか冷え込むようになった十月の終わり頃、K区に住む山口さんの二人の息子が、相談があるといって私を訪ねてきた。山口さんが腎臓ガンで余命幾許もないので、退院させて自宅で看取りたいと思う。ついては、退院したあと診てくれないかというのである。山口さんは、五年ほどまえ胃潰瘍で入院したことがあるが、その後は体の調子もよく、R病院に通院しながら、糖尿病の治療を続けていた。

亡くなる年の夏頃から、血糖のコントロールがうまくいかないので、R病院に入院した。精密検査をしたところ、右腎臓のグラウイッツ腫瘍と両肺の広範な転移病巣とが発見された。山口さんには、そのことは知らされていない。病気に対する効果的な治療方法はないので、専ら対症療法が続けられた。山口さんは以前から、検査にせよ治療にせよ、自分で納得のいく説明を受けてからでなければ、それをしないという一徹なところがあった。主治医のY先生は、治療内容について説明するのに、大へん苦労した。

息子が訪ねてきたとき、「お父さんは、病気のことをご存知なのか」と聞くと、「なにも話してはいない」ということだった。山口さんのような患者に、真実の病名を告げないで治療を続けなければいけないY先生の苦労は並大抵ではなかったろう。

山口さんの病状は、徐々に進行していった。幸いなことに、痛みはさほどひどくなかったけれども、食欲が落ちて痩せがひどく、顔や脚に浮腫が目立つようになった。

そのころ、病状とは関係なく病室の都合で、一時重症患者用の観察室に移されたことがある。そのあと山口さんは、「退院したい。死ぬのは自分の家でなくては嫌だ」と強く退院することを求めた。家族がそのことを主治医に相談したところ、Y先生は「山口さんにとっては、自分のうちで余生を送るのが、一番幸せなことかも知れない。患者さんの希望をかなえてあげることが、家族の方の務めでもあるだろう」と、山口さんの退院を許可した。

問題は、退院後の自宅での介護を、どうするかということである。近くの診療所を訪ねて退院後の治療を依頼したが、「病状が進んで、これから入院加療が必要になる時期に、退院するというのは非常識すぎる」と、退院の無謀なことを指摘された。

退院と決まった山口さんは、一日も早く自宅に帰りたいという。かといって、退院後の主治医も決まらないうちに、家に引きとることもできない。困り果てて、私のところに相談に来たというわけである。

今と違って、介護保険などない時期のことである。重症の病人を家庭に迎えるには、それなりの準備と、介護に当たる家族の人たちの心構えが必要である。それに患者の病状が、実際に家庭で介護できる状態かどうかも、確めなければならない。

私は、R病院にY先生を訪ねて、山口さんの病状や退院後の処置などについて話し合った。Y先生は、山口さんの病状については勿論のこと、その性格や人生観、家庭の状況などについても、十分に理解しておられた。そして、山口さんにとっては、このまま入院治療を続けるよりも、家庭で養生するほうが、より幸福だろうとの考えであった。私はY先生に、もし山口さんの痛みがひどくなった場合は、入院するか、往診していただくかをお願いして、先生の了解を得た。

私は家族の人たちと、在宅ケアというのは、家族の中でも、特に主婦にとって負担が大きいこと、入院と違って十分満足のいく治療はできないこと、急に病状に変化があっても、病院にいるように、直ちにそれに対応する治療ができないことなど、在宅ケアのメリットとデメリットについて話し合って、十分に納得してもらった。その後、息子夫婦に私の診療所に来てもらって、受け入れ態勢を整えた上で、十一月二十七日、山口さんはR病院を退院した。

山口さんは、入院する半年ほどまえ、急に思い立って、日ごろから丹精こめて手入れしている庭に面して、仏間に続くところに、六畳の部屋を増築した。自宅に帰った山口さんは、この部屋にベッドを入れて、横になった。もともと無口な人だったが、退院後は一層口数も少なくなって、ベッドの上からガラス戸越に、ただじっと庭を眺めているだけである。退院後の山口さんは、酸素吸入と鎮痛剤の使用以外は、一切の治療を拒否した。浮腫や不眠に対しても、病院から処方された薬を服用することさえ拒んだけれども、これは説得して服用を続けることにした。

死亡まで
十一月
二十八日　久しぶりに自分のうちでやすんだので緊張したのか、あまり眠れなかった。食欲はない。起きてトイレまで歩く。
三十日　昼食後、嘔吐一回。吐物に少量の血液が混じっている。
十二月
一日　嘔気(−)、嘔吐(−)、出血(−)、排尿、排便はベッドのうえでする。尿量四〇〇ミリ、浮腫が目立つ。利尿剤は服まないというので、説得して錠剤を口に含ませる。日中もほとんど両眼を閉じたまま。
二日　尿量(↓)、浮腫軽減　食欲(↓)喘鳴(+)
三日　浮腫は殆ど消失。喀痰(+)ベドの上に坐る。気分良好。笑顔がでる。

五日　食欲は日によってムラがある。ベッドから下りることはできない。オムツ使用。不眠を訴える。

七日　睡眠薬で昨夜はよく眠れた。日中はウトウトしている。不整脈(+)。

九日　睡眠薬はいらないという。夜になると目覚めて、訴えが多くなり、付き添っている家族は眠れない。家族にそのための疲労が見られる。

十日　明け方近く、せん妄状態。苦痛を訴える。不整脈はあるが、その他に異常な所はない。午後、腹痛を訴える。坐薬使用後、睡眠。

十一日　睡眠良好。食欲も幾分でた。朝、甘酒を飲む。

十二日　指示した通り服薬。痛みもなく、睡眠良好。

十四日　日中も嗜眠《しみん》状態が続く。昼間ミルクを飲んだ後、嘔吐一回。夕食後嘔吐（－）。体温三五・四度、脈拍六〇不整、呼吸数二五。喘鳴（－）。

十五日　二日間主治医不在のため、その間、緊急時の処置を他医に依頼する。

十七日　主治医不在の二日間、特に変わったことはなかった。嗜眠状態で意識混濁があり、問いかけても、時にうなずくだけである。失禁(+)。喀痰の喀出が困難。甘酒を与えると、日本酒が飲みたいという。一勺少し飲んだ後、むせる。午後からは昏睡状態が続く。

十八日　容態がおかしいという連絡を受けて往診。午前〇時三〇分静かに永眠。

山口さんが、自宅で生涯を終えることができたのは、痛みがなかったからである。痛みがひどかったら、たとえ山口さんが退院したいといっても、病院の緩和ケアに頼らざるを得なかったであろうし、家族も家庭に受け入れることはできなかったに違いない。

山口さんは、退院してから亡くなるまでの二十日余りの間、自分の病気のことについて、家族の人たちにも主治医の私にも、ついに一言も問いかけることはなかった。病気の治療について、なんでも納得のいくまで質問をくりかえさずにはおれない山口さんなのに、腎臓と肺の病気については、全くなにも聞こうとはしなかった。家族も、病名だけは絶対に本人に知らせてくれるなといっていた。病名など聞かなくても、本人にとっては重大な病気であることくらい、山口さんは分かっていたのである。

私は、病名告知、真実告知というのは、時と場合によってすべきものだと思っている。山口さんには病気のことについて、私もなにもいわなかった。それを私は、今でも間違ってはいなかったと思っている。

鷗外と「霞亭生涯の末一年」

森鷗外は六十歳で『帝謚考』を出版、次いで「元号考」の編纂に着手したけれども、これは終に未完に終わった。その頃、鷗外の腎臓病は、かなり進行していたが、鷗外自身もそのことをはっきりと自覚していた。高橋義孝は『森鷗外』でその様子を小島政二郎の文を引用している。それは次のように書かれている。

先生の顔色がよくなくなられた。コメカミのところに、薇《ぜんまい》のように縮《ちぢ》れた血管が怒張しているのが目に付いた。その日、突然先生が、総長室のいつものデスクに向かわれたまま、

「僕の余命は幾許《いくばく》もない」

と、静かな口調で言い出された。

私は息を呑んだ。五体が縛られたようになり、口が利けなかった。

「萎縮腎だ。これは死病で、治療の方法がない」

そう言われてから、自分の指先でコメカミの血管を指されて、

「こうなったら、人間もおしまいだ」

そう言って、先生は例の目尻に皺を寄せて笑われた。

「医者には掛かっていない。掛かっても無駄なのだ」

そうも言われた。前にもいつか病気の話が出た時、先生は薬には病気を直す力はない、病気を直すものは人間のヴァイタル・フォースだと言われたことがあった。薬は多少その補助をする程度に過ぎない。しかも、薬には副作用がある。だから、先生は曾《か》つて薬を服用したことはないといわれた。

「風邪など、じっと寝ていれば直る。アスピリンなんか飲む必要はない」（中略）

「先生の説に従うと、今度の場合も、出勤なんかなさらずに、お宅《たく》で安静にしていらっしゃらなければならない筈《はず》じゃありませんか」

「死病だから、それも無駄だ」

萎縮腎に掛かると、尿意を催すことが頻繁《ひんぱん》で、寝たら最後、朝まで熟睡していた先生も、病には勝てず、この頃は夜中に目が覚める。

「目の醒めたのを幸い、そのまま起きて『元号考』の稿を次ぐことにしている」

先生はそう言われた。鬼気人に迫《せま》るものがあった。

「この上、病が進むと、足に浮腫《ふしゅ》が来る。それが最後だ」


この鷗外の末期の様子を記したものについて高橋義孝は、「鷗外は病気と疎遠であった」（『森鷗外』新潮社）と書いているが、もっと正確にいうなら、疎遠な姿勢を生涯保ち続けたというべきであろう。鷗外の最晩年の日記『委蛇録』は、大正七年（一九一八）元旦から十一年七月五日までを記したものである。そのうち、大正十年から十一年にかけての日記のなかで、自分の病症について書いているのは、次の三カ所だけである。

大正十年三月三日木　陰　東宮御発軔　赴西洋　予有微恙不送行

大正十一年六月十五日木　晴　始不登○
大正十一年六月二十九日木　第十五日　額田晋診予

とあるのみで、その後は病状が進んで、自らは筆を執ることができなかった。

鷗外は、大正十年の秋頃から、ときどき下肢に浮腫を来たしていたけれども、医師の診察を受けようとはせず、帝室博物館と図書寮とに出勤していた。その頃、鷗外の出勤する様子を見た人の話では、「気息奄々を絵にしたらこんなであろう」というような重い足どりであったという。

六月二十九日、鷗外は賀古鶴所の勧めで額田晋の診察を受けたけれども、重症の萎縮腎で、病状はその後急速に悪化の一途を辿り、大正十一年七月九日逝去した。

鷗外は自分の病気を誰にも告げようとはせず、また医療を受けることなしに、死病と闘いながら、『霞亭生涯の末一年』を書いて、大作「北条霞亭」を完成させた。この作品は四○○字詰原稿用紙にしてわずか一○○枚の短編であるが、そのなかに霞亭の病気について言及したところが、原稿用紙二枚分くらいある。その一部を紹介する。

霞亭の死因は何であったか。その病症が二様の見解を容《ゆる》すと同じく、その死因もまた二様の見解を容す。若し病が脚気であったら、霞亭は衝心に僵《たお》れたであろう。若し病が萎縮腎であったら、霞亭は溺毒《にようどく》に僵れたであろう。わたくしはやはり衝心の或は其時期にあらざるべきを斥けて、溺毒の毎に急遽なる侵襲を例とするを取らむと欲する。霞亭は全く死の己に薄《せま》るを暁《さと》らずにゐたらしい。この儆戒《けいかい》せざる隙に乗じて、人をして措《お》く遑《いとま》あらざらしむるは、脚気の某期に於て衝心の能く為す所ではあるが、亦萎縮腎の全経過を通じて溺毒の能く為すところである。

（『鷗外全集』岩波書店）

鷗外は、その最後の作品の中で、霞亭の病気を推理することによって、自分の死病を記録しておきたかったのである。

カレン事件とサイケビッチ事件

延命治療を拒否して、自らの「生命の質」を保って亡くなった山口米造さんも、慢性腎不全で苦しみながら、帝室博物館長の職責を全うした森鷗外も、自分の意志によってその生き方を選んだ。いい換えると、自分の病気について、治療の方法を「自己決定」し、その「生命の質」を保った。

では、「自己決定能力」のない患者の医療を、どのように進めたらいいか。それについて答えたのが、ここに紹介するのがカレン事件とサイケビッチ事件である。この二つの事件は、自己決定能力のない患者の医療の進め方と同時に、尊厳死や、生命維持装置の取り外し時期についての議論など、色々な問題を提起した。

患者が知的障害をもっているとか、重症の認知障害者のように「自己決定能力」がない場合、その医療をどのように進めたらいいのだろうか。また、生命維持装置の取り外しについて、どのような判断を下したらいいのだろうか。私は、その判断に答えるのは、無能力者の「生命の質」論によるものだと思う。アメリカでどのような判断がなされたであろうか。二つの事件を追ってみよう。

カレン事件

カレン、二十一歳は、一九七五年四月十五日、パーティで多量のアルコールと薬物を飲んだあと、昏睡状態に陥って病院に収容された。入院後、人工呼吸器の使用と経管栄養が続けられたが、意識は回復せず、医師団は呼吸装置を外せば死亡するだろうと考えた。治療は続けられ、五カ月たった。両親は、「呼吸装置を外すことが、神の意思に沿うことであり、カレンもそのことを望むであろう」として、人工呼吸装置の取り外しを求めたが、医師団は拒否、両親はこれを裁判所に訴えた。

ニュージャージー州高等裁判所は「呼吸装置の撤去は、主治医に委ねられるべき医療上の決定であり、裁判所が介入することはできない」として、両親の訴えを退けた。その後、州最高裁は、この高裁の判決を破棄し、一九七六年五月、人工呼吸装置は取り外された。その後カレンは、自発呼吸を取り戻したが、一九八一年六月二十一日、三十一歳の生涯を閉じた。

裁判のなかでは、特に「生命の質」についての深い議論はなかったけれども、カレンの主治医は、「人工呼吸装置を外すことは、生命を保持するという医学の伝統的な考え方から離れることになる。それは『生命の質』についての価値判断にも関わることであるから、自分はそのようなことをしたくない」と、審理過程で述べている。

この裁判では、深くは議論されなかったけれども、カレンが治療によって今後生存し得たとしても、将来いかなる「生命の質」が得られるかということが一つの問題となった。これについて、最高裁の判決文のなかで、「患者が昏睡状態から、認識力があり知性が保たれている状態へと回復する、合理的な可能性がなければならない」という、いうなれば将来の「生命の質」による判断がなされたことに注目したい。

サイケビッチ事件

カレン事件の三カ月後、一九七六年七月、急性白血病にかかった重度の精神障害者に対して、延命のための化学療法を行わないよう命じる判決が下された。サイケビッチ事件と呼ばれるのが、それである。

ジョセフ・サイケビッチ六十七歳、男性。彼は重度の精神障害のため、五十年以上施設生活を続けていた。知能指数は一〇。知的能力は、三歳児に相当する程度で、身振りで自分の希望を伝えることはできるけれども、口頭での意思表示は不可能である。身体的には、特に障害は見当たらなかった。

一九七六年四月十九日、サイケビッチは急性骨髄性白血病の診断を受けた。その病状について担当医は、「化学療法を行うと、三〇〜六〇パーセント寛解の可能性がある。もし寛解状態になったら、二ないし一三カ月の延命が期待できるだろう。しかしながら、化学療法は数週間を要し、その間、激しい不快感、嘔気、貧血、感染などの副作用があり、化学療法自体も致命的となることがある。また、この治療期間中は患者を病室内に束縛しなければならないが、そのことを当人に納得させることは不可能である。もし化学療法を行わなかったら、サイケビッチは数週間ないし数カ月後に死亡するであろうが、その死は多分、苦痛を伴うことはないであろう」と診断した。

サイケビッチの治療をどのように進めたらよいか。本人に判断能力はなく、見つけ出された二人の姉妹も、サイケビッチに関しては、一切の責任を拒否した。やむなく、サイケビッチが入所している施設の所長は、彼が白血病と診断された一週間後、サイケビッチの後見人に任命されるよう申し立てを行い、五月五日にこれが認められた。そこで後見人は、サイケビッチの治療について裁判所に、

一、サイケビッチは、自分が受けようとする治療の内容を理解することができない。すなわち、治療に関する選択と自己決定が不可能である。また、治療に伴う苦痛や副作用に

ついての認識能力もない。
二、化学療法に伴う苦痛や副作用と、化学療法の有効性とを対比しながら考えると、化学療法を実施しないほうが、彼自身のためには、最善の利益になると思われる。
という二つを申し立て、判決を求めた。
この申し立てに対して、裁判所はサイケビッチの二人の担当医を含む証人の意見を聞いたうえで審理を行い、次の結論を得た。

先ず、化学療法に賛成する意見としては、
一、化学療法によって、延命の可能性がある。
二、自己決定できる患者であれば、化学療法による副作用や治療の失敗による危険性があるにしても、恐らく化学療法を実施するよう希望するであろう。
という二点が挙げられた。これに対して、化学療法に反対すべき点として、
一、サイケビッチの年齢は、六十七歳である。六十歳以上の患者に対する化学療法は、あまり期待できない。
二、高齢者においては、副作用による苦痛やそのためにおこる身体の消耗のほうを重視すべきである。
三、化学療法を実施するためには、長期間にわたる患者の協力が必要である。サイケビッ

チは重度の精神薄弱であるから、治療に対する協力を得ることはできない。

四、もし仮に、化学療法によって病状が寛快したとしても、彼に予想される「生命の質」を考えると、化学療法に賛成できない。

の四項目が挙げられた。

化学療法の実施については、以上の六点を中心に審理が行われ、治療についての否定的要素のほうがその利益を優越しているという結論が得られ、サイケビッチの白血病に対しては、化学療法その他いかなる延命治療も行わないという判決が下された。

この審理における〈彼に予想される「生命の質」という表現は、化学療法によって白血病の寛快状態になったとしても、サイケビッチは重度の精神障害なので、高い「生命の質」は得られないであろう〉という意味に受け取られる。もしそうだとするなら、この第四項は、〈サイケビッチは化学療法で延命しても、精神障害者だからその「生命の質」は低い。だから延命治療には反対だ〉という意味にもとれる。もしそうだとすれば、ドイツのビンデングやホッヘの思想とも通じることになり、ひいてはナチスのゼノサイトの思想とも一致しかねない。この曖昧な表現については、後で最高裁判所の判決において批判されることになる。

この判決を下した後、裁判官は判決に関連して、次のような質問を上級裁判所に提出し、その意見を求めた。

一、治療の差控えが、その人の生命の短縮の原因になるかも知れない場合でも、その人を治療しないことを命じる権限が裁判所にあるか。

二、サイケビッチが罹っている白血病に対して、今後いかなる延命治療も行わないよう命令したことが、果たして正当であったか。

という二つの質問である。

この二つの質問のいずれに対しても、最高裁判所は肯定する旨の回答を与えた。

サイケビッチは、その年の九月四日に白血病に肺炎を併発して死亡し、翌一九七七年十一月二十八日に、最高裁の詳細な回答が公表された。

この回答のなかで最高裁判所は、裁判官が治療実施の可否を決定する際に、病院倫理委員会や担当医その他専門家の意見を参考にすることは望ましいが、これを必須の条件とは見做してはいないといっている。先のカレン事件において、ニュー・ジャージー州最高裁は、「このような決定（カレンの生命維持装置を止めること）は、医療集団の管轄領域であり、裁判所に申し立てることは不適切なことである」としているのに対して、サイケビッチ事件では、それを裁判所の専権事項とした。

サイケビッチのような無能力者に対しては、先ずその無能力者の利益を代弁する後見人が任命されると、後見人は時間の許す範囲内で、可能な限り徹底的な調査を行ったうえで、問題となっている患者の生命延長のための治療を実施する合理的な意見があれば、それも全て裁判官に提出しなければならない。これらの資料を中心に、十分に審議したうえで、裁判官は「代理判断」の理法に基づいて、延命治療実施の可否について決定を行うのである。

最高裁の回答によると、延命治療の拒否権（もっと広くは自己決定権でもいいかも知れない）は本来誰もが代わって行使することのできないプライバシーの権利に属するものであるから、それが、たとえどんな法理的解釈をされようとも、代理人によって実行されるということは、それ自体矛盾している。無能力者の「推定的意志による「代理判断」というのは、サイケビッチ事件の中での難問である。回答文の最後の部分で、「延命治療の可否についての決定を、裁判所以外に委すべきでない」という強い意見が述べられたのも、このような難問が安易に取り扱われることを防ごうとしたからに違いない。

このサイケビッチ事件に対する最高裁の回答は、アメリカで医師の間に大きな反論を巻き起こしたが、その後に出されたマサチューセッツ州最高裁のデナーステイン判決では、植物状態にあるデナーステインというアルツハイマー型認知症の六十七歳の婦人に対する蘇生措置禁止命令（Ordernotto,esuscitate, ONTR）の実施を、「これは司法的決定にかかる問題ではなく「もっと深い伝統を持つ彼の職業に合った主治医の問題である」として、医師の裁量に委かせている。

この回答のなかで、「もし仮に治療が軽快をもたらした場合に、彼に予想される『生命の質』」という項目がある。これは「病状が軽快したとしても、質の高い生を営むことはできない」という意味にも取れる。しかし文章全体を読んでみると、「延命できたとしても、その生命の価値は低い」という意味ではなく、化学療法の結果おこってくる苦痛と混乱状態とを考慮したうえで、サイケビッチの「生命の質」による判断を行ったのであって、裁判官はサイケビッチの生命の尊厳と価値とを尊重したために、特に彼の「生命の質」について注意深い配慮をしたものと解釈される。

延命治療の拒否権は（もっと広くは自己決定権といってもよいかもしれない）、本来、誰もが代わって行使することのできないプライバシーの権利に属するものである。それがたとえどんな法理的解釈がなされたにせよ、代理人によって実行されるということは、それ自体矛盾している。

無能力者の「推定的意志」による「代理判断」は、サイケビッチ事件のなかでの難問である。回答文の最後の部分で、「延命治療の可否についての決定を裁判所以外に委《まか》すべきでない」という強い意見が述べられたのも、このような難問が安易に取り扱われるのを防ごうとしたからに違いない。

このサイケビッチ判決は、アメリカで医師の間に大きな反論をまきおこしたが、その後に出されたマサチュセッツ最高裁のデナーステイン判決では、植物状態にあるデナーステインというアルツハイマー型認知症の六十七歳の婦人に対する蘇生措置禁止指令（Order not toresuscitate, ONTR）の実施を、「これは司法的決定にかかる問題ではなく、もっと深い伝統を持つ彼の職業に合った（医師という職業をもった）主治医の問題である」として、医師の裁量に任せている。

「生命の質」による判断は、他人の意見を入れる余地のない、極めて主観的な判断である。サイケビッチの判決の中に、「無能力者に代わってなされる判断は、主観的なものでなければならない」という部分があるのは、このことを指している。

このような主観的判断は、意志決定能力のある者にとっては可能であるけれども、意志決定能力のない、いわゆる無能力者ではどうか。

無能力者の主観的判断を求めるために、裁判所はサイケビッチ事件の判決にあるような法理を組み立てた。しかしながら、「無能力者に判断能力があったとすれば、その人がなすであろうような決定」すなわち「推定的意志による決定」を「極めて主観的な判断」だといえるかどうか、甚だ疑問である。

論理的には、判断能力のない患者の権利を保護するためには、延命医療を続ける以外にはないのではないか。だからといって、サイケビッチのような無能力者に延命治療を続けると、彼に長期間の苦痛を強いるという結果になる。そこで苦し紛れに、患者がいかなる生を送るのが最も幸福であるかという、すなわち「生命の質」による判断に頼らざるをえなかったのである。

四　安楽死と尊厳死

安楽死

「安楽死」は、euthanasia の日本語訳である。死にゆく人の苦しむさまを間近に見ると、誰しも自分は安らかに死を迎えたいと願う。また、長い間植物状態にある患者の枕頭にある人は、あのような状態になってまで生きながらえたくはないと思う。

これは、死にゆく当人がそう願うのではなくて、死にゆく人、植物状態でベッドのうえに横たわっている患者を眺めて、死とは無縁の人が考えることである。自分が死ぬときは、「安らかに苦しまず、人間の尊厳を保ちつつ死にたい」と願う。「安楽死」とはその死に方の一つである。

これはあくまで、生きている人間が考えることで、死に瀕しているものは、そんなことを考える余裕もなく、ただ痛みと苦しみに耐えているだけだ。日本にも「尊厳を保ちながら死にたい」という思想は古くからある。それが「大往生」である。もっとも、「大往生」には極楽浄土に往生するという意味も含まれてはいるが、もともと仏教では死後のことは考えないのだから、「大往生」は死ぬときの様相で決まる。

人間は、ただ生きているというだけのものではなく、理性を持った一人の人間として、社会のなかで自己を実現していこうとする存在だ、という考え方がある。人間の生命が尊いのは、人間がこのような人格的存在だからに他ならない。このような人間観からすると、たとえば、いわゆる植物状態にある患者のように、人間が人格的存在としての機能を失ったとしたら、その患者は、既に人間としての尊厳を保つことはできない。もしなんらかの原因でそのような状態になった場合には、もはや人間としての尊厳性は失われるのだから、延命のための医療を行うことなく、自然の死を迎えたいというのが、「尊厳死（death with dignity）」の考え方で、尊厳死についての議論が盛んになったのは、延命医療の技術が急速に発達した一九七〇年代になってからのことである。

「安楽死」が、現在一般に関心を持たれていると同じような意味で取り上げられたのは、イギリスの医師S・W・ウイリアムズによるといわれている。

彼は一八七二年に*Euthanasia*という題名の著書を出版して、そのなかに「医師は患者の同意を得たうえでなら、苦痛を除去するために死期を早めてもよい」と書いている。

この本が出た十九世紀の終わりといえば、ウイルヒョウの細胞病理学説にはじまり、リスターの殺菌法の公開、コッホやパスツールなどによる細菌学の発見と発展、レントゲンによるX線の発見など、まさに医療における技術革新の時代である。それから一〇〇年経って、二〇世紀の終わりに再び訪れた、目を見張るような医療技術の進歩するなかで、安楽死や尊厳死についての議論が盛んになったというのも、決して偶然のこととは思われない。

「死」というものは、自らが体験して、あの時はこうだったから、今度こそはうまくやろうというわけにはいかないもので、私たちは自分以外の誰かの死の現場にあって、死にゆく人びとを観察しながら、自分の死はこうありたいと願う、その理想像が「安楽死」であり、「大往生」である。なかには、死に様についての自分なりの美学をもっていて、劇的といってもいいような死に方を選ぶ人もあるが、どのような死に方であれ、それが「自己決定」による死であるなら、当人にとって問題はないはずである。

ところが、目の当《ま》たりに接する死は、自分がこうありたいと願っているものとは、余りにもかけ離れているので、自分の望ましい死に方をするのに、なにかよい方法はないだろうかと考える。「安楽死」を実現する方法、すなわち「安死術」を私たちは求める。euthanasiaは「安楽死」とも「安死術」とも訳されているが、「安楽死」といいながら、「安死術」を指していることが多い。ここでいう「安楽死」は、厳密には「安死術」といったほうがいいかも知れない。

安楽死事件

作為的に行った「安楽死」は、その動機や方法はともかくとして、殺人であることは間違いない。だとすれば、現在の法律では合法性はないわけで、これまでにわが国で安楽死事件といわれているものの判決やその判決文の内容を見ると、裁判官はどうも被告に対して同情的でありすぎるように思われる。それはともかくとして、安楽死にせよ尊厳死にせよ、それが本人の「自己決定」であるかどうかが最も重視されるべきものである。しかしながら、わが国で「安楽死事件」といわれているものでは、最近になるまで、この問題が殆ど取り上げられていないようである。これはわが国の「安楽死事件」の特徴といってよいと思うが、どうであろうか。

私はこの著書では、なるべく自分が経験した事例を中心に話を進めるつもりだが、「安楽死」は経験がないので、これまでに国内で報告された「安楽死事件」の資料を拝借する。

一九六二年（昭和三十七）、名古屋高裁判決事件

この事件は、安楽死が論じられるときには、必ずといっていいほど引用される。それにはそれなりの訳があると思うので、私の話もこの事件から始めることにする。

事件は、一九六二年八月二十七日に名張市で起きた父親殺害事件で、一審の名古屋地裁では尊属殺人事件で処理され、のち、名古屋高裁において原判決は破棄され、嘱託殺人事件で懲役一年執行猶予三年の判決が下ったものである。判決の中で、安楽死の要件として六項目が挙げられた点でも、この判決はしばしば引用される。

事件のあらすじ

被告は、父深一・母よし子との間の長男として生まれ、高校卒業後は両親を助け、家業である農業に専念し、「父母によく仕え、弟妹を慈し」み、一方では青年団長として活躍、地域の模範青年であった。父も地区の園芸組合長や区長などの公職を勤めていた。深一は五年前脳出血で倒れ、一時小康を得たものの、三年後に再発してからは全身の運動麻痺が起こり、食事、大小便の始末など、全て家人を煩わさなければできなくなった。

一九六一年（昭和三十六）七月初めから食欲が著しく減退し、衰弱も甚だしくなった。「しゃっくり発作」があり、ひどいときには二、三時間続く。深一は苦しさの余り「早く死にたい」「殺してくれ」と息子に訴えた。息子も父の苦しむ声を耳にし、「言語に絶する苦悶の状態を見るにつけ、子として耐えられない気持ち」になった。また医師からも、もはや施す術もない旨を告げられたので、「ついに七月十日頃むしろ父の願いを容れ、病苦から免れさせることこそ、父親に対する最後の孝養であると考えその依頼に応じて同人を殺害しようと決意する」にいたった。

「しゃっくり」の発作は時に二、三時間も止まらないことがあり、「それまでずっと同人の診察に当たっていた医師」も、同年八月二十日頃にはついに深一の命脈も「おそらくあと七日か、よくても十日だろう」と家人に告げた。被告（息子）は、八月二十六日午前五時頃自宅水車小屋で、その日配達されていた牛乳に、使い残りの有機燐酸ＥＰＮを入れて、小屋に置いておいた。

　深一が「牛乳を飲みたい」といったので、毒入りとは知らない母親が、その牛乳を深一の求めるままに飲ませたため、同日午後零時三〇分頃、深一は牛乳の中に入っていた有機燐中毒により死亡した。


この事件は、一審で尊属殺人、二審で嘱託殺人とされたものである。尊属殺人は、一九九五年の刑法改定で除かれたが、刑罰の下限が刑法一九九条殺人罪より重かった。

この判決を読んで、私にはどうも納得のいかない点がある。それは事件が「安楽死」という曖昧な論拠で争われ、判決の論点もまた非常に曖昧だということにある。事件は、農家の息子による病父毒殺事件である。しかも、犯人である息子は自らは手を下さず、母親をして父に農薬入りの牛乳を飲まして殺害している。考えようによっては、自分で殺害するよりも悪質であり、自分がやった殺人を、隠蔽しようと図ったのではないかとの推測さえできる。

　事件が起こったのは、親子で農業を営み、父親は区長や園芸会長を務め、息子は青年団長を務める裕福な家庭である。父親は、地域のいろんな世話役を務めており、その息子は「父母によく仕え、弟妹を慈しむ」、これも孝行息子である。父親が突然脳卒中になり、五年間自宅療養したけれども、病状は悪化、四肢の麻痺と関節の拘縮《こうしゅく》と痛み、持続する「しゃっくり発作」とで、苦しみの余り「死にたい」「殺してくれ」と叫ぶ。自立生活はできず、食事、大小便も介助が必要で、家族は病人から目を離せなかった。八月二十日頃には、主治医から「あと七乃至十日くらいしかもてまい」といわれた。それから二十日ほどたって、被告は、近くであった殺人事件にヒントを得て、父親の殺害を思い立った。

この事件は、嘱託殺人となっている。苦し紛れに「死にたい」「殺してくれ」といったのが、果たして「自己決定」といい得るか、この事件を「自己決定による嘱託殺人」といえるか、甚だ疑問である。「嘱託」とは、あくまで理性に則った「自己決定」による意志の表明でなければならない。痛みのあまり苦し紛れに「殺してくれ」といったのなら、痛みを緩和して、改めてその意志を確めるべきである。この事件では、裁判官が「嘱託あり」と判断したことが、事実の誤認で、そのために刑法一九九条でなく、刑法二〇二条の嘱託殺人が適用されることになったのである。

犯行は、主治医が「父の命は、あと七乃至十日だろう」といった最後の日になって行われた。これは計画的ではなかったのか。しかも、他の毒殺事件にヒントを得て、自ら父親に有機燐入り牛乳を飲ませないで、母親をして飲ませている。自らは手を下さないで、母親に父を殺害させる、これにも悪意が感じられる。

深一の病状にしても、都会の近くに住んでいたのだから、当時の医学水準を考えると、苦痛に対してもっと医学的に対処方法があったはずである。被告が父親の余生をもっと安らかにしたいと願うなら、入院治療という方法もあるし、もし入院費に困っているのなら、耕作していた田畑を売り払ってでも、治療費を捻出できたはずである。私が何故こんなことを書くかというと、これまで「安楽死事件」として争われたものについての判決や世論には、どうも同情論が先行するように思われるからである。この事件にしても、判決文の中で、被告を模範青年に仕立て上げ、「尊属殺人」から「嘱託殺人」へと判決を変え、量刑を軽くしたいという意図さえ感じられる。

私は判決文を読んでいて、この裁判官はきっといい人に違いないと思った。検察官では困るだろうが、裁判官には、これくらい被告の善意を汲み取って考える人もあっていいと思った。あるいは、この裁判官にも介護に苦労している家族がいるのかも知れない。そんな気もするのである。

事件のことをいろいろ書いたけれども、この高裁判決では、「安楽死」と判断する要件として六項目が挙げられ、その後の安楽死事件に影響を与えたと思われるので、後にもう一度触れることにする。

一九七七年（昭和五十二）、大阪地裁判決事件

末期ガンの激痛に耐えかね、二回にわたって自殺を図った妻の願いを入れて、夫が刺身包丁で妻を殺害した事件である。

事件のあらすじ

今年（事件当時）六十五歳の初枝は夫靖男と十五年間内縁関係にあったが、三年まえの一九七四年（昭和四十九）十二月正式に入籍を済ませて、夫婦二人だけの生活を送っていた。ところが一九七五年八月、胃ガンと診断され、以後入退院を繰り返していたが、一九七七年になると、三月頃から病状が進行、激痛を訴えることが多く、五月になると一日に数回鎮痛剤の注射が必要になった。靖男はそれまで勤めていた会社を辞めて、初枝の看病に専念した。

初枝は以前、病院の付添婦をしていたことがあるので、自分の病状について、ある程度認識があったものと思われる。一九七七年六月の末から七月にかけて、毎日のように靖男に「助からないのだから、早く殺してくれ」と泣いて訴えるようになった。

七月四日には、「治療を受けるのは嫌だ」と初枝は身をもって抵抗するようになったので、靖男は初枝の殺してくれという願いを、受け入れてやるべきかどうか迷っていたところ、翌五日、初枝は刃物で左手首を切り、自殺を図った。このときは未遂に終わり、駆けつけた看護師の処置で、どうにか落ち着いた。靖男は初枝の主治医に、「初枝を楽にしてやってくれ」と頼んだところ、主治医から「あと一週間くらいで楽になるのだから、我慢しなさい」とさとされた。翌六日午前九時半頃、初枝は再び自殺を図った。靖男が発見してこれを止めたところ、初枝からは却って恨みがましい表情で、睨み返された。

靖男は、「初枝がためらわぬ限り、彼女の願いを入れて、いっそ同女を殺害しよう」と考え、刺身包丁を買ってきて、ベッドに横になっている初枝に見せたところ、彼女がそれを左の胸に当てるので、「遂にその決意を固め」て、包丁で初枝の左胸を二回突き刺して、死に至らしめた。

弁護人の主張

弁護人は、この事件を安楽死事件として争い、裁判所はこれを却下したけれども、判決は「懲役一年、執行猶予二年」という、量刑としては大へん軽いものであった。

この裁判で私は、弁護人の論旨に引かれる。

弁護人は、①この事件は、名古屋高裁判決で示された「安楽死の六要件」のうち、医師の手によらなかったことと、殺害の方法が倫理的であったかどうかという二つの要件以外は、全て充足している。しかしながら、この事件では、医師が安楽死を拒んだのだから、医師により得ないという特別な事情があったというべきである。また、安楽死の方法として倫理的に妥当な方法とは、方法そのものの内容によって決まるのではなく、死に行くものにとって、安楽であれば十分である。傍目には、美的に映らないとしても、この事件でとられた方法は、一般人の行い得る方法としては、最も苦痛が少ないものであるから、この要件を満たしており、したがって、当事件は安楽死として正当行為に当たる。

②この事件は、また同時に、緊急避難行為（刑法三七条）に当たる。初枝の生命と初枝の

身体に対する苦痛の除去とが比較考量の対象となるが、両法益が同一人に帰属する場合にも、緊急避難の適応が考えられる。初枝自身が身体の苦痛から解放されるために生命を捨てると決意した以上、本件は、緊急避難行為に当たるものである。

③仮に、本件が違法性を阻却されないとしても、本件は期待可能性を欠いでいる。被告靖男が違法行為を行うということは、初枝をあと数日間「死にもまさる」苦しみに放置することを意味するものであって、そのようなことは、献身的な看護をしている靖男にとっては、到底期待できないことであると、三つの理由により、この事件は「安楽死事件」であるとして、被告の無罪を主張した。

この論旨は、「苦痛から解放されるため生命を捨てる」と「自己決定」したことと「緊急避難」とを結びつけたことと、靖男が法に従う行為を行うことは、初枝を「後数日間、死にもまさる苦しみ」に放置することだとして、初枝の「生命の質」論に言及したことの二点について、私は注目した。

森鷗外と安楽死

この事件は、森鷗外の『高瀬舟』とは、兄弟と夫婦、致死の経過などに違があり、また森鷗外自身も、安楽死のことをいおうと思って、「高瀬舟」を書いたわけではないけれども、私たちに「高瀬舟」を思い出させる。鷗外は、この小説を書いた後、「中央公論」の一九一六年（大正五）一月号に「高瀬舟縁起」を書いて、そこで「安楽死」を論じた。

たとい教育のある人でも、どうせ死ななくてはならぬものなら、あの苦しみを長くさせておかずに、早く死なせてやりたいという情は必ず起こる。ここに麻薬を与えてよいか悪いかという疑いが生ずるのである。その薬は致死量ではないにしても、薬をあたえれば、多少死期を早くするかもしれない。それゆえやらずにおいて苦しませていなくてはならない。従来の道徳は苦しませておけと命じている。しかし医学社会には、これを非とする論がある。すなわち死に瀕して苦しむものがあったら、楽に死なせて、その苦を救ってやるがいいというのである。これをユウタナジイという。楽に死なせるという意味である。高瀬舟の罪人は、ちょうどそれと同じ場合にいたように思われる。私にはそれがひどくおもしろい。

（「高瀬舟縁起」『鷗外全集』岩波書店）

鷗外が「高瀬舟」を書いたのは、五十五歳のときである。これより十三年前、彼が四十二歳のとき次男不律を失った。そのときのことを長男の於菟の追憶記から引用する。

……不律が苦しんでいるのに、何遍も何遍も注射していました。その赤ん坊が、いくら苦しくとも、父が役所から帰って来て顔を見ると、きっと愛想笑をする。こんな赤ん坊が、苦しいのを我慢して愛想笑するのが、父はいじらしくて、見るに堪えなかったのです。その時もそんなことをする必要はないと思ったのに、注射して、生かしては又苦しめた事がいつまでも父の心残りであったでしょう。

……その時、橋本軍医の外に参考医として、ある大学の教授を頼んでいましたが、その人が来た時、父に「どうです？　もう止めましょうか」と父の考えを推し測って聞いたので、父は「それはもう止めたほうがいい、注射したら続くことは続くけれども」といったのです。すると母は一所懸命子供の世話をしていたから興奮していたのでしょう、「それじゃ早く楽に死なせる薬を注射してください」と大声で言いました。

其の時父は「そういうことは、暗黙の裡にやるべきことで、口に出していっては決して医者としては出来ないことである。又することではない」といって断然母の乞を斥けて注射を続けさせました。

（『父親としての森鷗外』　ちくま文庫）

この文章は、於菟が後年解剖学の教授になってから書いたものであるから、当時の模様を客観的に追憶していると思われる。鷗外は、医師としては安楽死を認めていたけれども、それはあくまで医師として心の中で判断すべきであって、一般人の依頼や指示で行うべきではないという考えである。だから「楽に死なせて」という妻の一言があったにも拘らず、殊更に治療を続けた。
妻が「早く楽に死なせて」といった後、鷗外は殊更に延命処置を続けた。いかにも鷗外らしいともいえるが、鷗外から見ると妻は素人であり、プロフェッショナルではない。だから鷗外は、プロフェッショナルの医師として、救命処置を続けたのである。医師として鷗外は、救命処置の中止を、「暗黙の裡にやるべきで、口に出していっては、医者としては決して出来ない」ことなのである。これがユウタナジイについての鷗外の考えであった。

一九六八（昭和四十三）、東京地裁判決事件

夫婦だけで、生まれてから寝たきりの、重症心身障害児の一人息子を、二十七年間自宅で介護した。うつ状態にあった夫が妻の外出中、その息子にエーテルを吸引させ、絞殺。自分も多量の睡眠薬を飲み、ガス自殺を図ったが、帰宅した妻に発見され、夫婦で自首。裁判官は、夫のうつ病を理由に無罪の判決を下し、検察官も控訴しなかった事件である。

森山亮二は、東京都内で内科医院を開業していた。森山夫妻には、男の子が一人あったが、重症の心身障害があり、生まれてから二十七年間寝たきりの状態で、その間施設入所などは考えず、夫婦二人で自宅で介護していた。亮二は七十歳近くなり、自分のうつ病の症状も思わしくないので、医院を廃業して、夫婦で息子の介護に専念していた。

自分も長くは生きられないと思っていた亮二は、後追い心中を決意し、一九六七年（昭和四十二）八月二日、妻が買い物に行った留守に、ベッドに横たわっている息子に、エーテルを嗅がせ意識不明にしたうえで、「許してくれ」と叫びながら、タオルで絞殺した。亮二はその後、多量の睡眠薬を飲み、ガス自殺を図ったが死にきれず、帰宅した妻に発見されて一命を取り留めた。夫婦二人は、直ちに警察に自首した。

この事件は、重症心身障害者の安楽死事件として、注目を集めた。先に紹介したサイケビッチ事件は、重症精神遅滞者が不治の病に罹ったとき、その治療をどうするかという問題で争われたが、この場合は、二十七年間という長期間介護を続けた重症心身障害者を殺害したという、その障害者の生についての問いかけである。

弁護側は、①殺害された息子は、重症の心身障害があり、治療の方法がなく、収容先もない。②その行く末を案じての安楽死事件である。③被告である父親は、うつ病のため心神喪失の状態にあった、の三つを争点にした。また妻は、「私も子供を殺して、自殺しようと何度も思ったことがある」と証言、「主人を責めることはできない」と訴えた。

これに対して検察官は、「わが子のために尽くしたことは認めるが、殺人という手段よりも、改善策を国などに訴えるべきだった」として、「懲役三年」を求刑した。

この裁判で裁判官は、弁護側の主張を重視し、感情を持たぬ子供を育てた被告の苦労を認める発言もあった。被告の行為は殺人ではあるが、この事件の動機には愛情と人情とが含まれ、息子を介護する父親にとっては、介護することが心の葛藤を生じ、苦悩の原因ともなったとして、無罪の判決が与えられた。

ここでは、「この先、息子を生かすことが、息子の幸せにならない」「息子を生かし続けることが、息子の生命の尊重にならない」という息子の「生命の質」についての判断も、判決に影響したと思われる。いかにも哀しい事件であるが、このような事件を防ぐにはどうしたらよいであろうか。先に述べた鷗外の判断に頼るのも一つの方法であるが、これは鷗外だからできたことであって、どの医師もできることではない。

この裁判では、検察官も裁判官も弁護人も、三者とも「安楽死」を念頭において争っていながら、裁判官は無罪判決の理由を「うつ病による心神喪失」とした。「父親の判断は、理性ある正常な判断とはいえない。しかしその苦悩と、息子の介護による夫婦の心神の葛藤は理解できる」と裁判官はいっている。

しかしながら、この裁判官の論旨は矛盾している。心神喪失にあるものが、妻の外出した隙をうかがうとか、絞殺しようとする息子が苦しんではいけないから、エーテルを嗅がせるなどと思いつくはずがない。絞殺の瞬間は心神喪失だったかも知れないが、それをもって「心神喪失」とはいい得ない。検察官も、裁判官の論旨の矛盾に対して上告をしなかった。それは、検察官の心のなかに、「安楽死」の考えがあったからに違いない。

この判決の後、国は施設の整備などに努めた。徹底した施設ケアもその一つだろうが、もっと根本的な対策はないか。それには「安楽死」を立法化する以外に方法はないのではないか。

一九八三年（昭和五十八）、老妻殺害事件

これまで法廷で「安楽死事件」として争われたのは、それが直ちに病人の意思表示、すなわち「自己決定」であるとはいい得ないけれども、とにかく「死にたい」「楽にして欲しい」と訴えて、それによって被告は殺意を持ったということがあった。

ところで、一九八三年（昭和五十八）五月十九日に起こったコラムニストによる老妻殺害事件は、これらの事件とは違って安楽死事件とは呼べないものであるが、新聞などジャーナリズムの事件の取り扱い方や、一般の事件に対する反応を見ると、犯人に対して極めて寛大であり、その後の新聞論調では、この事件をあたかも安楽死事件であるかのような扱いさえしている。ここに私は、無能力者に対する社会の冷たさのようなものを感じる。古い事件なので記憶にない方も多いと思うので、次に事件の内容を簡単に紹介しておく。

被告は八十六歳の男性。元新聞記者で、当時は某新聞のコラム欄を担当している。当時七十七歳になる妻が、一年位前から脳梗塞と認知障害で自宅療養を続けていた。妻の認知症状は次第に増悪し、被害妄想や夜中徘徊が見られるようになった。日頃から妻の介護に心を尽

くしていた夫は、絶望感に捉われ、子供たちにも相談しないまま、ネクタイで妻を絞殺、自らも自殺を図ったが死に切れず、自首した。

判決は、「高齢化社会が進むなかで、老人ボケは非常に大きな社会問題となっている。しかし、被告人の妻の老人ボケは最悪の状態とは思えず、精神科医に診せるなど助けるてだてはほかにもあったはず。妻の生命を奪った犯行は重大である」としながらも、「懲役三年、執行猶予三年」という軽い刑であった。

翌年四月に横浜で起こった、八十一歳の妻を九十歳の夫が絞殺した事件も、同じような事例である。この事件では、警察が夫の自殺を恐れて逮捕しているが、これらの事件のように、不治の病人を抱えた家族が、その介護に心身ともに疲れ果てて、病人を殺害、自らも自殺を図るという事件が後を絶たなかった。介護保険が施行されたのは、それから十五年後のことである。

安楽死と尊厳死

これまで、安楽死として法廷で争われた事件を見ると、死に瀕している病人の激しい肉体的苦痛を除去するために殺害したもので、事件は殺人または嘱託殺人であるにもかかわらず、弁護人は勿論であるが、裁判官も社会も犯人に対して極めて寛大である。情緒的には安楽死を認めているようにさえ思われる。量刑も大変軽く、私ども一般人にとっては、殆ど無罪に等しいとも思われる。私達の意識の奥には、「イッソ苦しむのなら、成仏させてやれ」という思想が眠っているのではないだろうか。それが、検察官、裁判官、弁護人は勿論、マス・コミの無意識を揺り動かし、安楽死事件を作り上げる。この後に紹介する最近の安楽死事件にしても、それを支配する集団無意識は、同じものである。

安楽死論は、患者の死苦からの解放を目的として論じられてきた。ところが、植物状態の患者や意識を失っている臨死の患者に「死苦」はない。意識を失い、自力で移動、摂食、清潔動作、排泄ができず、useful life を送ることができない人間なのである。それを周りの人々は「人間の尊厳性が失われた」状態だと見るのである。

「吾思う。故に吾あり」からすれば、なるほど尊厳は失われているかも知れないけれども、それはデカルト流の考えでしかない。「回復の見込みのない病人に、無益な延命治療を行うことをやめ、人間としての尊厳を保たせつつ、死を迎えさせる」という考えは、第三者が「意識を失って（それを、尊厳性が失われたという）死に瀕している」状態を見ての発想であり、その発想の中には、家族の救済や社会的資源の効率的運用というような、患者外要素も多く含まれていることを否定できない。

京都府立大学名誉教授で西洋史家の鯖田豊之氏は、十九世紀から二十世紀にかけて、欧米の有名な医者たちが自殺した、その方法を調べてみると、旧くはピストルを使ったり自分で動脈を切ったりというものすごい方法が多かったが、それが次第に集約されて、二十世紀になると、殆ど全てがモルヒネを使っての自殺になったそうである。

モルヒネは、鎮痛剤として注射で使われた。それが苦しまずに快感をもって死に至ることが可能だと、医者は経験的に知っていて、自殺目的に使用したのであろう。モルヒネを注射で使うとき、一つの欠点は、注射の量を増やさなければ、効果が薄くなることである。医者は患者の苦痛を取るために、モルヒネの使用量が次第に多くなる。やがてモルヒネ中毒になって、患者の人格は完全に崩壊してしまう。「植物状態」という言葉は、ここから起こった。二十世紀の初め、ガンや心不全、尿毒症などで苦しむ患者の苦痛を緩和するために、慢性の麻薬中毒になり、植物状態になって命を失った。それから百年経って、麻薬中毒ではなく救命技術の進歩によって、植物状態を作り出すようになった。

二十世紀の初めから、植物状態がいつまでも続くより、本人が希望するなら、早い時期にモルヒネの致死量を注射して、安楽死を選んだ方がよいのではないかという考えがあった。この考えが形となったのが、安楽死法である。私は「尊厳死」というのは、言葉の遊びだと思っている。死は苦痛が続こうと、眠るが如く大往生であろうと、植物人間であろうと、全て「尊厳」である。

「尊厳死」についての議論が盛んになったのは、延命医療の技術が急速に発達した一九七〇年代になってからである。これはあくまで「自己決定」が前提である。「自己決定」なしに「尊厳死」はありえない。一九六九年にアメリカのL・ガットナーが提案した「リビングウイル（尊厳死に関する生前遺言）」は、「植物人間のような状態で、徒に生命を引き延ばすごとき、過剰で不自然な医療は、前もって自主的に辞退しよう」という趣旨のもので、いうなればターミナル・ケアの治療にいての「自己決定」に、法的にも正当性を持たせようという運動である。

「リビング・ウイル」のことが話題になるたびに、私は、前立腺ガンで倒れた西川喜作医師を思い出す。彼はガンの再発で最後の入院をするとき、抗ガン剤の使用を拒否するとともに、次のような文章を書いて主治医に手渡した。「リビング・ウイル」の一つとして読んで頂きたい。

主治医　殿

一、小生の最後の入院は大学病院でなく国立病院に於いてご治療を終わらせて頂きたくお願いいたします。

二、いかなる治療をするについても医療に対しては総てお任せいたしますが、歩行不能、言語機能の低下、意識障害等の出現が起きた場合、それ以上の改善の為の治療はなさらないで下さい。

三、いかなる一般的精神的苦痛にも耐えてきましたし、これからも耐えられるとは思いますが、転移による末期の苦痛、ことに痛みに対しては正直自信がありません。

どうか小生を痛みを感じない睡眠の状態にして下さい。
四、くれぐれも死期の延長ははからないで下さい。処置について家族との相談もしないで下さい。
五、病理解剖を喜んでお受け致します。
よろしくお願い致します。
一九七九年十月九日
西川喜作

その後の安楽死事件

次頁に掲げた表は、安楽死事件として法廷で争われた事件のうち、①と⑨の事例を除き、本欄で取り上げたものである。表の中で、①から⑦までは昭和時代、⑧と⑨は平成になってからの事件で、両者を比べると、ただ年代だけが違うという以外に、同じ安楽死事件とはいいながら、かなり様相が異なっている。

一九九五年（平成七）、横浜地裁判決事件

東海大学病院安楽死事件といわれているものである。末期の多発性骨髄腫で入院していた患者に、家族の希望を入れて、主治医は通常の二倍量の精神安定剤、鎮痛剤を注射した。そ

No.	事件	被害者	病　　状	被告	方法	罪状	判決	備考
1	昭和25年東京地裁	母親	脳内出血後，全身不随「死にたい」と求める	息子	青酸カリ	刑法202条	懲役1年執行猶予2年	在日朝鮮人で帰国の希望がなくなった
2	昭和37年名古屋高裁	父親	脳内出血後，全身不随全身の疼痛「早く死にたい，殺してくれ」と求める	息子	有機リン殺虫剤	刑法202条	懲役1年執行猶予3年	一審で尊属殺人。安楽死の要件提示「あと7～10日
3	昭和43年東京地裁	息子	重症心身障害	父	絞殺		無罪	被告抑うつ症
4	昭和50年鹿児島地裁	妻	肺結核症，自律神経失調症，座骨神経痛「早く殺してくれ」と言う	夫	絞殺	刑法202条	懲役1年執行猶予2年	自殺企画
5	昭和50年神戸地裁	母親	脳内出血後，片麻痺，けいれん，意識障害発作が頻発「苦しいから殺して」と言う	息子	絞殺	刑法202条	懲役3年執行猶予4年	
6	昭和52年大阪地裁	妻	ガンによる激痛「早く殺してくれ」と求める	夫	刺殺	刑法202条	懲役1年執行猶予2年	病状認識自殺企画2回
7	昭和60年東京地裁	妻	ガンによる激痛「早く殺してくれ」「早く楽になりたいと言う	夫	絞殺刺傷	刑法202条	懲役3年執行猶予5年	病状認識
8	平成7年横浜地裁	患者	多発性骨髄腫疼痛	医師	筋弛緩剤注射	刑法199条	懲役2年執行猶予2年	医師による安楽死の正当性が問われる
9	平成19年	患者	喘息重積発作心肺停止	医師	筋弛緩剤注射	刑法202条	懲役1年6カ月執行猶予3年	一審では懲役3年，執行猶予五年尊厳死についての最高裁判断

れでも脈拍などに変化がなかったので、筋弛緩剤を血管内投与、患者は急性高カリウム血症で死亡した。

それから約一年後、このことが発覚して、主治医は殺人罪で起訴され、安楽死が成立するかどうか争われた。また本事件では、「安楽死の要件」が提示されたことも注目された。この事件では、医師による安楽死の正当性が問われていたが、この裁判は医師と安楽死について審理された日本では唯一つのものである。

事件のあらすじ

患者は、多発性骨髄腫で東海大学付属病院に入院していた。病名は本人には告知されず、家族だけに知らされていた。

一九九一年（平成三）四月十三日、妻と長男が「患者の苦しむ姿を見たくない」といって、昏睡状態が続く患者の治療の中止を、主治医に強く希望した。主治医は、患者が嫌がって（いた）という尿道の留置カテーテルを抜いたり、点滴注射を中止、喀痰の吸引も止めたけれども、長男はなおも、「いびきを聞くのがつらい。楽にしてやってください」と強く願った。主治医は家族の求めに応じて、鎮痛剤、向精神薬を通常の二倍注射したが、なお患者の苦悶状態は続いた。

さらに長男から、「今日中に家に連れて帰りたいから」といわれ、主治医は塩酸ベラパミル（ワソラン）を通常の二倍量注射したが、脈拍などに変化はなく、続いて塩化カリウム製剤二〇ミリリットル注射、患者は急性高カリウム血症による心停止で死亡した。

この処置が、一年後の平成四年五月に発覚。医師は刑法一九九条殺人罪で起訴され、「懲役二年、執行猶予二年」の判決を受けた。


事件は、医療処置によって患者が死亡した一年後に発覚、殺人事件として立件された。一年後の告発がなければ、一人のガン患者の死として、悼まれただけであったろう。

罪名は刑法第二〇二条嘱托殺人ではなく第一九九条の殺人罪が適用された。被告側は裁判で、公訴権の濫用として公訴棄却または無罪だと主張したが、上記のような判決になった。

この事件は、私ども医師に考えさせられることが多い。安楽死にせよ尊厳死にせよ、何度も繰り返すように、あくまで患者の「自己決定」によることが前提である。この事件のように患者自身に意識障害があるのなら、「代理人」を立てて、患者本人の「推定的意志」を明確にしておくというような方法もあるのではないか。「代理人」という法的規定がなくても、そのことを文書で確認しておけば、この件も『代理人』による『推定的意志』を尊重したうえでの嘱托殺人」ということで、もっと軽い判決が得られたのではないだろうか。

息子が「早くなんとかしてくれ」といったのなら、それを記録して息子のサインを取ることくらいはしておくべきである。

昭和と平成の安楽死事件

もう一度、先に掲げた表にかえる。「昭和安楽死事件」の被害者は、妻三人、母親二人、父親・息子は夫々一人、いずれも事件は自宅で起こった。被告、いい換えると加害者は、息子三人、夫三人、父親一人と、いずれも力のあるものが加害者になっている。「平成安楽死事件」は、ここに引用していないものを含めて、すべて病院内で入院中に起こり、いずれも事件後かなりの年月を経て公になり、医師が被告として告発された。殺害の方法として、前者では、絞殺四件、薬剤投与二件、刺殺一件。後者では、二件とも筋弛緩剤の投与によるものである。

昭和と平成の安楽死事件の違いを、私はどうしても偶然とは思えない。昭和時代は、まだ医師のパターナリズムが存在していたので、鷗外が「そういうことは口にして行うべきことではない」といった安死的医療行為が暗黙の裡に行われ、社会もそれを黙認していた。それが二十一世紀になるとすぐに、オランダで安楽死が合法化されたように、「安楽死」についての社会の考えも、それを認める方向に向かっているようであるし、その流れはこれからの日本の法制度にも、強く影響するに違いない。そのなかで「平成安楽死事件」を考えると、医師は「医療行為と法」について、もっと慎重にならなければいけないと思うのである。

東海大安楽死事件のような、医師による安楽死事件が何故起こるかというと、それには二つのことがある、一つは先に述べた「医師における法感覚の欠如」である、もう一つは、医師の「自我の未確立」である。医師になって、その自我が確立されてないと、例えば患者の死に直面するというような、緊急事態において、医師自身が公正な判断を下すことができない。それが事件の原因になることがある。これについては、また最終章で触れる。

安楽死の要件

一九六二年（昭和三十七）、名古屋高裁判決事件が注目されたのは、その判決で「安楽死の要件（違法性阻却自由）」として、次の六つの要件を挙げたことである。

一、不治の病に冒され死期が目前に迫っていること。
二、苦痛が見るに忍びない程度に甚だしいこと。
三、専ら死苦の緩和の目的でなされること。
四、病者の意識がなお明瞭であって意志を表明できる場合には、本人の真摯な嘱託又は承諾のあること。
五、原則として医師の手によるべきだが医師により得ないと首肯するに足る特別の事情の認められること。
六、方法が倫理的にも妥当なものであること。

この要件は、その後の安楽死事件の裁判で援用されることが多かった。なお、日頃安楽死について意志表明していない患者が、肉体的苦痛によって「殺してくれ」「早く楽にして」と叫んだのは、日常から死を望んでいたという事実はなかったからといって、「真摯な意思表明ではないとはいえない」と述べている。この辺りは、文章を曖昧なまま残しておいて、その後の裁判に任すという考えであろう。

東海大学病院安楽死事件では、名古屋高裁判決の六要件を踏まえて、「医師による積極的安楽死として許容されるための四要件として、次のものが挙げられた。

一、患者が耐えがたい激しい肉体的苦痛に苦しんでいること。
二、患者は死が避けられず、その死期が迫っていること。
三、患者の肉体的苦痛を除去・緩和するための方法をつくしほかに代替手段がないこと。
四、生命の短縮を承諾する患者の明示の意志表示があること。

この四要件が名古屋高裁判決にある六要件と違うところは、第四項に、とくに患者の「自己決定権」を挙げ、それを重視したことである。また、「他に肉体的苦痛を除去緩和する代替方法がない」という「緊急避難」の考えが生かされたことである。この横浜地裁判決は、肉体的苦痛に苦しむ患者の治療に、狭いながらも一つの道を開いたといってもよかろう。

読売新聞社の桜井美奈によると、現在「安楽死」が合法化されているオランダで一九八四年、「患者の自決権」（自己決定権と考えてよいであろう）をもとに、次のような「安楽死の要件」が提示された。

一、患者の自発的要請による。
二、患者の要請は、熟慮された継続的なもの。
三、患者には耐え難い苦痛がある。
四、安楽死を行う医師は、事前に別の医師と相談する。

という四要件を満たした医師が、安楽死を行った場合、それは合法とみなされるというのである。ここでも「患者の自発的要請による」と「自己決定権」の重視が第一に強調されている。繰り返すように、安楽死、尊厳死では、患者の「自己決定」がなによりも優先する。この安楽死に関する四要件は、オランダで二〇〇一年の安楽死法制定時に、六項目に改められたが、安楽死法はあくまで嘱託殺人であり、その「例外」として認められたに過ぎない。医師は、たとえ患者が「安楽死」を求めても、その要求に従う義務はなく、自分の心情に従って、患者の要求を拒否する自由が認められている。

五　ガンの告知

告知するのかどうか

F君は、K大学病院の内科で私の同僚だったが、肝硬変症で入院、病状は進行して腹水がたまって、腹部が大きく膨らんできた。病室を訪ねるとF君は、「病気が快方に向かってよくなったので、肥えてきただろう」といって、喜んでいる。

肝硬変が進行して、精神的変調も加わってのオイホリー《（多幸状態）》もあっただろうが、病気はよくなっていると喜んでいるF君に、「それは肥えたのではないよ。腹水だよ。腹水が溜まっているんだよ。それで腹が大きくなったのだ。腹水が溜まるようじゃあ、病状もよくないね」とは、とてもいえない。

「そりゃあよかったな。元気を出せよ」といって、その日は病室を出たけれども、本当の病状を告げることがF君にとって、どんな意味を持つのだろうか。告げることがいいのか、悪化する病状を告げなくても、F君はやがて、自分の病状の重いことを自ら感じるに違いない。それでいいのではないか。

「ガン」という言葉は、「耐えがたい痛みと苦しみが続き、回復することなく、長生きできない病気」の隠喩として、私たちの頭の中に住みついている。実際には、「ガン」よりもっと悪性で厄介な病気は幾らでもあるのだが、そんな病気についての告知は問題にされないのに、「ガン」についてだけは未だに、告知すべきかどうかについての議論がかまびすしい。長い間不治の病気だった「ガン」についての思いが、二十一世紀のいまになっても、私たちの意識のなかにで生き続けている。

私は、病名は全て患者本人に知らせるのがいいと思っている。ただそれだけなら、なにもわざわざ、「ガンの告知」などということに、一つの章を設けることはないのだけれど、告知するにしてもその仕方が大切で、それにはまた色々と問題があって、簡単にはすまない。

日本人の病気観

大貫恵美子女史は、国際的に活躍している文化人類学者だが、二十五年間のアメリカの生活のなかで、病気に対する日本人の態度について、比較文化論的考察を行っている（日本人の病気観』岩波書店）。

彼女によると、病気に対する日本人の態度で、最も目立つのは、些細な病気を気にする態度と重病に対する極端な恐怖心、及び死と直面することを極力避けようとする態度だという。重い病気とか死などという嫌な思いから逃れようとすると、人はえてしてその嫌な思いを忘却の彼方へ押しやって、自分には関係ないことだと思い込むことがある。

大貫女史のこの意見を聞くと、思い当たることがある。私には、血液透析をしている知人があるが、日頃、風引きとか胃の調子が悪い程度のときには、肺炎じゃあないかとか、胃ガンになったのではないかなどと大騒動するのに、慢性腎不全で血液透析を続けなくてはいけないと伝えたときには、さほど精神的ショックを受けた様子もなく平然としている。こちらが心配して、病気のことなどを詳しく話しても、動じないのである。

私は、この知人が、自分の重大な病気には触れたくないという、意識下の欲求があるのかなと思いながら、話題を変えたことを思い出したが、大貫女史は、このことを指摘されたのであろう。「死に面と向かう」ことを避けるのは、「ガンの告知」を直接本人にしないで、先ず家族に告げることによく現われているではないか。

勿論これらの態度は、アメリカ人の闘病記録を読んでみても、同じようなことがあるから、日本人独特だとは思わないけれども、女史の研究によると、日本人にはこれらの態度が、特に際立っているというのである。

ここでいう「重病」や「死」の象徴として「ガン」がある。いまの医学では、治療技術が進歩して、「ガン」の治療効果も随分上がってきたけれども、それでも「ガン」は「重い病気」であるし、「死」と結びつきかねない病気であることには違いない。

大貫女史は、ある大学病院の診察で、たまたま甲状腺ガンの患者の診察場面に立ち会ったことがあった。今はほとんどの大学病院でガンは告知されるから、かなり以前のことであろう。そのとき医師は患者に、「ノドの腫れものはガンではないが、放うつておくとどんどん大きくなって、見苦しくなるから、早く手術したほうがいい」といって、手術を受けるように勧めた。たまたま彼女自身、滞米中に甲状腺ガンの手術を受けていたが、その時アメリカの医者は、「甲状腺ガンの可能性があるから、手術しなければならない。同じガンになるなら、甲状腺のガンになったことを、ラッキーだったと思わなければいけない。このガンは、最も『タチの悪くない』ものであり、甲状腺ガンで死ぬ人は、交通事故による死者よりも少ない」といって、手術を勧めたそうである。

大貫女史が手術したころと違って、いまは日本でも「ガンの告知」は広く受け入れられてはいるけれども、それが日本人の意識の深層まで定着したかどうかは、甚だ疑わしい。

大貫女史が受けた「甲状腺ガン」の告知にしても、「ガンの可能性がある」、「甲状腺ガンになったことをラッキーだと思え」、「交通事故による死者よりも少ない」などと、医者は随分患者に気を使った発言をしている。患者が「ガン」と診断されてショックを受けないように、医者は随分気を使っているのが分かる。むしろ日本の医者以上ではないか。

大貫女史は、日本で「ガン告知」を避けようとする要因として、

一、日本の社会が近代化――西欧化したとはいうものの、物事の判断や決め方は欧米人

とは異なる。日本人では、一成人の個人的問題でも、家族その他の人々が集まって、一同で
　決める。
二、このような判断の仕方は、日本文化における「自己」の概念と関係している。日本の
社会では、「個人」は孤立した存在ではなくて、他者との関係においてのみ規定される。
三、日本の医師が、診断の結果を先ず患者の家族に告げ、家族は患者に関する一切の責任
を負うという習慣は、日本文化の根底にあるこうした人間観と密接に結びついている。
日本の医師の役割りは、米国の医師の役割りよりも、ずっと重い。少なくとも、理想的
には、医師は患者の精神状態を含んだ一切の責任を負い、彼らのために判断し、計らう
ことを医師の責務としてきた。

などを挙げている。
ガンの告知を含めて、日本人の病気に対する対応の仕方の特異性について、同じ文化人類学者のS・ロング夫人は、アメリカの医師は「治療する人」から「助言する人」へと変わりつつあり、その結果、患者は「死」や「ガン」について医師と「話し合うこと」で支えられているのに、日本の患者は医師に「依存すること」で支えられているといっている。日本の医師と患者との間のこの関係は、変わりつつあるように見えるけれども、私は簡単には崩れるものではないと思う。患者が医師に依存することは、決してマイナスの面ばかりではない

のだから、この情緒的な関係を保ちながら、その上に「説明と納得」と「自己決定」を育てることもできよう。

ガンの告知

古い資料だが、「ガンの告知」について論じられるとき、必ずといっていいほど引用されたのが、N・H・デニスらによって一九七九年、アメリカの大学病院スタッフを対象にして行われた調査である。この調査は、一九六一年と一九七七年の二回、全く同じ質問で行われた。その結果を見ると、一九六一年の調査では、九〇パーセントの医師が「ガンを告知しない」と答えたのに対して、十六年後の一九七七年には、調査対象となった医師の九七パーセントの医師が「ガンを告知する」と答えている。

二回の調査いずれにおいても、「臨床経験と個人的信条による」というのが、その理由である。十六年の間に告知に対して医師の態度が、このように変化したのは、診断・治療についての医療技術の進歩、一般社会のガンについての知識の変化、さらには医療訴訟の多発などが、その理由として挙げられている。

もともと「ガンの告知」というのは、私達医師のためにするのではなくて、患者の利益を守るためにするものである。ところが、病名を告知しなかった為に、治療結果が失敗に終わると、それが医療訴訟の対象になる。治療失敗の最たるものは「患者の死亡」であるから、患者が死亡したり治療に失敗したりすると、医療訴訟が起こりうる。医師は、それを防御するために、知らせないほうがいい病名まで、患者に告知することになる。これは、患者にとっても医師にとっても、不幸である。

「ガンの告知」が常識化したといっても、この変化は簡単に起こったのではない。アメリカで、はじめは慎重に恐る恐る本当のことを告知し始めた当時は、医師も告知することに十分気を使い、告知した後の患者や家族への対応にも十分気を使ったに違いない。しかしながら、いつの間にか告知し始めた頃の苦心は忘れられて、「ガンは告知するもの」ということだけが常識として残り、やがてそれが日本社会でも常識となった。考えると、たとえ常識となったとはいえ、「ガンの告知」には、もっと慎重でなければなるまい。

国立がん研究センター病院で「がん告知マニュアル」というのを出しているが、その中で告知された患者の不満なこととして、①説明が専門的過ぎる、②もっと分かりやすくかみ砕いて説明してほしい、③一般論でなく、自分はどうなのかをきちんと教えてほしい、④そこまで言わなくてもいいのでは、と思った、⑤もう少し闘病の励みになるような希望や保証のある、親身になった説明が欲しい、の五項目が挙げられている。

「正確な診断を、不安にさいなまれている心を更に不安の中に陥れないように、自分は一体これからどうしたらいいのか、元気付けながら、分かりやすく、話してほしい」というのである。そのためには、少しくらい「嘘をついても」いいではないか。医師が「真実告知」

にこだわるあまり、本当のことだけを告げて作り話をしないことも、間違いである。

デニス等の調査と同じ頃、「日経メディカル」が日本の開業医と勤務医とを対象に行った調査がある。それによると、「ガンを本人に一切告げるべきではない」と答えたのは三六パーセント、「告げるべきだ」と答えたのは六二パーセントであった。

デニスの調査は、対象が大学病院勤務の医師だったから、「告知」のパーセントは高いと思うが、「本人には絶対に告知すべきではない」と答えた医者が三六パーセントいた日本でも、もう「告知」が常識化したといっていいだろう。それだけに慎重に告知してもらいたいと思う。

同じ「日経メディカル」の調査の中に、「医師はガンだと告知していないのに、患者は病名を知っていた経験はあるか」という調査がある。それによると、調査した四三三人のうち、七四パーセントの医師は、「告知していないのに、患者はガンであることを知っていた」経験があると答えている。そして、どのようなことから「自分がガンだと察知したかというと、六四パーセントは「家族や周囲の状況から察知」し、三一パーセントは「医師や看護師の態度や言動」から知ったという。患者は自分の病気に対して敏感である。こんなに敏感に察知するのだったら、たとえ一時的には心理的に打撃を受けるにせよ、むしろ早い時期に告知して、治療に専念するのがよいという考えも成り立つ。

次にいくつかの事例を紹介する。

フロイドの場合

精神分析学の創始者フロイド・Gは、六十七歳のとき口腔ガンにかかった。一九三九年に八十三歳でその生涯を閉じるまでの十六年間に、三十三回の手術を受けながら、神経症患者の治療にたずさわり、精神分析学に関する著作に専念した。

フロイドの病気は、はじめ口腔粘膜のロイコプラキー（白板症）で発病し、やがてガンが進行するとともに上顎、口蓋部の切除手術を行い、末期には病巣から発する悪臭のために、家人もフロイドの病床に近づくのをためらったということである。

主治医が彼にガンであることを告知したかどうかは不明だが、フロイド自身は医師だから、そのことに気付かぬはずはなかったであろう。その病状経過から考えると、病気のことはフロイドの意識のなかから一刻も消えることはなかったと思われるが、少なくともこれまで日本語に翻訳されている彼の著作や家族との対話の中で、一部の書簡を除いては、なんの記録も見当たらない。このことは心理学的にも、非常に興味深い。彼のこの時期には、『続精神分析学入門』など多くの著作が生まれたときでもある。病苦と著作内容との関係はどうであろうか、知りたいものである。

フロイドに「ガンの告知」があったかどうか分からないと書いたが、彼が初めてロイコプラキーの診断を受けたとき、主治医はフロイドに手術を勧めたあと、「人間は誰も、いつまでも生きられるものではありませんからね」といっている。これは実に巧妙な「ガンの告知」である。このあとフロイドは、別の医師M・シュールにも病気の相談をした。シュールはフロイドが生涯で最も信頼していた医師で、彼の最後を看取ったのも、このシュールである。このときフロイドは、シュールに「必ず真実を知らせてもらいたい」ことと、「もしどうしても苦しんで死ななければならないときは、きれいに死なれるように手をかしてほしい」と、二つのことを頼んだ。いい換えると、フロイドは主治医のシュールに、「真実告知」と「安楽死」とを頼んだのである。真実告知については、記録にないので分からないが、シュールは安楽死には手をかした。

フロイドの病状が進行したとき、家族や周りの人々は、なんとかしてそれをフロイドに知らせまいとした。そのことについてフロイドは書簡のなかで「……みんな周囲のものは、なんとか明るい空気で私を包んでくれようというらしいです。ガンは消えかけている、治療の反動は一時的のものに過ぎないなどといってくれます。だが、そんなことは、これっぽっちも信じてはいません。だまされるのは嫌です」と書いている。これと同じ内容の書簡が他にもあるが、かといって、彼が主治医や家族に、病名の告知を迫った記録もない。

やがて病勢が進み絶望的になったとき、フロイドは主治医のシュールに「シュール君、初めて君に診てもらったときのこと、覚えているだろうね。いよいよ駄目だと決まったときには、君は手をかしてくれると約束してくれたね。いまではもう苦痛だけだ。なんの意味もない」といった。

シュールはこの後、モルフィネ〇・〇二グラムを処方、フロイドはそれを服用後、眠るがごとく静かに八十三年の生涯を閉じた。「安楽死」である。フロイドが死んで六十年経って、二〇〇一年オランダで「安楽死法」が施行された。

フロイドは家族や周囲の人びとに、殊更に「ガンの告知」を強要したこともないし、ガンだと告知されてもいない。告知される必要もなかったのであろう。彼は、自分の病気は不治のガンだと自覚していたであろうが、そんなこととは関わりなく、自分のライフ・ワークである精神分析学の完成に向かって努力した。ガンについては、彼自身が書簡のなかに書いている以外、とくに改めて触れることはないままに終わったのは、これが最も自然な終末の姿ではなかったかと思う。

N博士の場合――「騙してほしかった」

東大医学部の真鍋嘉一郎先生がまだ現役の頃の話である。真鍋先生は、夏目漱石の臨終にも立ち会った方で、一九四一年（昭和十六）にお亡くなりになったから、もう随分前の話である

××工学の権威であるH博士が、肺ガンで入院した。博士は英・仏語は勿論、ドイツ語も堪能であった。その頃は、医学用語は全てドイツ語が使われていたので、主治医のM医師は、博士の病床日誌を二種類作った。一つは真実の病状経過を記録したもの、もう一つは、

H博士の目に触れても、記録から肺ガンであることを察知できないように、作為されたものであった。

やがてH博士の病状は進んで、余命いくばくもないという状態になった。主治医のM医師は、「いつまでも病名を隠しておくべきではあるまい、H博士は立派な科学者であるから、たとえ真実を告げたとしても、動揺なさることはあるまい。いや、真実を告げるべきだ」と考えて、博士に病気が肺ガンであることを告げた。

博士は、M医師の話を聞き終わって、「そうですか。やはり肺ガンだったのですね。これまで先生のご説明を聞いていまして、どうも納得の行かないところがあったのですが、今日のお話で私の疑問も氷解しました。しかしM先生、本当の気持ちを申しますと、最後まで騙し通して欲しかったですね」といった。

主治医の話を聞いて、H博士は、自分の病状について、日頃から疑問に思っていたことが解けたことに、安堵はしたものの、その内容は「重症の肺ガンで、余命幾許もない」ということである。博士は、真実を知って安心するとともに、自分の命は長くはないという絶望の淵に落とされたのである。入院後の博士には、確信はないけれども、死への予感があった。それが主治医の一言で、現実のものとなったのである。このときのH博士の心境は、深い絶望感以外の何ものでもなかった。だから主治医に「最後まで騙し通して欲しかった」と、科学者らしくない一言が、思わず出たのであろう。

私のような古い人間は、どちらかというと、自分の病名など知らなくてもいいから、病気になったら病名などは主治医に任せて、ゆっくり療養したらいいという考えである。医師の立場で考えると、「告知」するほうがいい。医師と患者では、「告知」についての受け取り方も随分違う。

古い調査だけれども、告知しなかったのに、患者本人は自分がガンであることを知っていたかどうかについて調べたものがある。それによると、一般の人の九〇パーセントは本人にガンを知らせてはいなかったけれども、半数以上の人は気付いていたようだと回答している。また、医師の七五パーセントは、患者にガンであることを告げてはいないのに、本人は知っていたという経験があると答えている。

病気の療養中、本人は「ガンだと感じていたけれども、それを家族に確めることもしない」し、家族も「殊更にそのことについて触れようともしない」で、介護を続けるという、患者も家族もいちばん気になることを心の奥にしまったまま、毎日を送っている。

いま、色々な資料を見ると、ガンを告知する側の医療技術は進歩して、告知環境は整ってきているにもかかわらず、それに対して告知される側の患者環境は、二十年前と一向に変わっていないような気がする。最近話題になったいわゆる「東海大学病院安楽死事件」でも、主治医も家族も、患者に病名を知らせてはいなかったにもかかわらず、裁判では安楽死事件として争われた。日本の、この患者本人より家族の考えを優先する風潮をみて、オランダの医師は、「日本で安楽死が合法化されたら、安楽死が本人よりも家族の意志で決定されるのではないかと危惧する。

医療の側からいえば、真実を告知したほうが、どれだけ治療を進めるうえで便利であるか分からない。この大切なことを曖昧にしておくということは、私にはどうも、日本人の本性だと思われてならない。

「東海大学病院安楽死事件」では、主治医も日本人だから、肝心の病名告知に関しては、曖昧なままですましていた。ところがそのことが法廷で裁かれることになったのである。

日本人のこの曖昧さを、私は決して悪いこととは思わない。むしろ、この心理的特性を尊重しながら、どのように「真実告知」したらいいか、勿論、「自己決定」や「インフォームド・コンセント」の方法を、日本人の生活習慣に会うようにすすめるには、どうしたらいいか、この際ゆっくり考えてみたい。

余命の告知

「あなたのご病気はガンです」と告知すると、患者は「治療できるでしょうか。いつまで生きられるでしょうか」と問い返す。家族は「うちの父は、いつまでもつでしょうか」などと聞く。

病人の予後を聞かれた医者は、「そうですね、あと半年もちますかね」などと答える。「直ぐに入院して手術なさらないと、手遅れになりますよ」などともいう。そういわれた患者は、再び不安と焦燥にかられる。私は、「ガンの告知」はいいけれども、「余命告知」はしてはいけないと思う。「ガンの診断」は、臨床検査所見を正確に読みさえすれば可能である。しかしながら、どんなに検査値を深く読んでも、余命の判断は神様でなければ分からない。

山崎義博さんの場合

山崎義博さんは六十二歳、ある日相談があるからといって、私の診療所を訪ねてきた。

山崎さん一家は、夫婦と成人した長男の三人暮らし、夫人の浩子さんが高血圧に肥満症で、六年ほど前から私のところに通院していた。一カ月ほどまえ、ご主人の山崎さんが「胃の調子が悪い」といって来院した。膵臓ガンが疑われたので、医療センターに受診することを勧め、精密検査を依頼したのだった。検査の結果は、膵頭部のガンで、本人は即時入院を勧められていた。私は、検査結果だけ文書で知らされていたものの、精密検査の後、山崎さんに会ったのは初めてだった。

山崎さんの相談というのは、「この間紹介状をもらって、医療センターに精密検査に行きました。まだ詳しいことはお聞きしてないのですが、先生方の態度から考えますと、どうもあまりいい病気じゃあないような気がします。それでお願いなのですが、先生から詳しい病名を聞いていただけないでしょうか。と、申しますのは、私の家は家内と息子の三人家族でして、家内はこちらにお世話になっておりますが、これが、全く金銭のことが分かりません。息子は三十近いというのに、家でブラブラしておりまして、これはお金を使うばかりです。ひょっと私が死にでもしましたら、後がどうなるのか、心配でなりません。医療センターで入院の話がありましたけれど、もし悪い病気なら、入院する前に家の財産など整理をすまして、私がいなくなっても、家内が困らないようにしておきたいと思います。実は、それで今日お伺いしたわけです」というのである。

山崎さんは平静さを装ってはいるが、思いつめた表情で診察室の椅子に坐っていた。私は山崎さんの話を聞いて、迷ったけれども、本当のことを話してあげなければいけないと思った。

私は、山崎さんが膵臓ガンにかかっていることを告げ、治療に関しては主治医に任せておけば心配ないこと、入院前に身辺の整理をしておくことには賛成だと話した。

山崎さんは、「あと、どれくらいもつでしょうね」といった。医者として、ガンの予後を聞かれることほど、困ることはない。

私は「それは分かりません。病気の養生には、気力も大事ですからね」と話した。続けて、「例えていいますとね、今は山崎さんが患者で、私が診察していますが、これから私が往診に出たとします。途中で交通事故に会って死ぬかもしれません。夜中に、私が心筋梗塞でポックリ逝くかも知れません。そしたら、山崎さんのほうが私より長生きですよ。人生、いつなにが起こるか分かりませんからね」といった。

山崎さんは、「それもそうですね」といって、笑いながら席を立った。山崎さんは、自分の病名を家族に告げてくれるなというので、その希望通り夫人にも息子さんにも、なにも話さなかった。

それから二週間後、山崎さんは財産の整理などを全てすませて、医療センターに入院した。山崎さんには「病名の告知」はしたけれども、予後の見通し（余命の告知）はしなかった。これは勿論、医療センターの担当医の仕事であって、私がやることではないが、担当医も神様ではないのだから、「余命の告知」はすべきではない。私は、どんな形であれ、告知してはいけないと思っている。

昔、私がまだ大学の医局にいるころ、先輩の医師が胃ガンと診断された。その先輩は、医局にある自分の机のなかまで片付けて、医局全員に「お世話になりました。胃ガンになって、余命も長くないと思いますので、郷里に帰って養生します」といって、医局を去った。その同じ頃、ある医師が肝臓ガンと診断されて、症状が一進一退だった。彼はあるガン・センターに受診した。そこでいきなり「あなたは余命三カ月です」といわれた。その後憔悴しきった生活を送っていたが、三カ月経たないうちに、自ら命を絶った。

ガンを告知するのも告知しないのも、病院や医師自身の為ではなく、患者のためでなければならない。患者のために真実の病名を知らせるのだということを忘れてはいけない。告知をどう受け止めるかは、患者の心の深層にある。そのことを私たちは忘れやすい。

告知されるものの力、するものの力

ある人が、ガンになったとする。その人がガンであることを、知っていると否とに関わらず、ガンにかかっているという事実は厳然としてそこにあるのだから、このことは当人自身のものである。

ガンを告知すべきだという理由もそこにある。その人が、ガンだということを知って絶望に終わるか、または、絶望の淵から立ち上がって、その生命の質を高めるかは、患者自身で決めるべきことであるから、告知の仕方には十分に考慮されなければならないけれども、告知されてから先は、医師が立ち入ることはできないという考え方もある。

しかしながら、ガンの告知とは、真実の病名を患者に知らせればよいだけではなく、告知された患者の苦悩を受け止めるだけの、医師自身の自我の成熟度とでもいうものが要求される。

キューブラー・ロスはこのことについて、「問題は、『患者に告げるべきか否か』ではなくて、『いかにして医師が患者とこの（ガンであるという）知識を分け持つべきか』である」（キューブラー・ロス・E、川口正吉訳『死ぬ瞬間』読売新聞社）といっている。

また、医師の自我の成熟について、「自分自身否認を必要としている医師は、否認を患者

に見出す。否認の必要度は、医師自身の否認の必要度と正比例する」といい、「医師が冷静に死を直視できなくて、どうして患者の助けとなりえようか。そうした医師は、患者がこの質問を発しないことを望む。そして肝心な問題は避けて、当たり障りのない日常会話でごまかす。……敏感な患者は、わざと医師に調子を合わせ、彼にとって来年の春などありえないことを知りながら、来年の春はどうこうと話すのである。こうした医師に質問すると、彼らは私たちに、患者は事実を知りたがらなかったと答える。事実は、医師自身が患者との対決がなかったことに安堵しており、しかも医師自身が患者をそういう非対決反応へ誘導したのだということを、自覚しないのである」とも書いている。

私がガンの告知をためらうのも、もとはといえば私自身のうちに原因があるで、それはとりもなおさず私自身の自我の未熟さによるものなのであろうか。

四十三歳で胃ガンの手術を受けた石井良子さんは、自分の闘病体験記(『ガンからの贈りもの』春秋社)のなかで、ガンの告知について次のように書いている。

告知されない不信感から、私は生からも死からも孤独でした。生かされるのか死ぬのか。自分がどこまで自分の意志で生きるのか。わからなかったのです。

私の癌との闘いの第一ラウンドは、自分の生きられる期間を確実に知りたいということでした。そのためには病名を知ることである。知るためにいろいろな先生にアタックしましたが、何人もの先生が告知を拒否なさいました。（『ガンからの贈りもの』春秋社）

病名を知るために、何人もの医師にアタックしたということは、自分はガンだということを、客観的にいってもらいたかったからである。石井さんのように、ガンだと保証してもらわないと気のすまない人もいるだろうし、改めて告知されなくても、自分で感得してそれでよしとする人もあるだろう。石井さんはやがて、ある一人の医師からガンであると告げられ、「ガンはしたたかな病気ですが、あなたもしたたかに闘ってみてください」と力づけられた。石井さんはこの医師の言葉で、病名をはっきり告知されなかったことのための不安が晴れた思いで、闘病に専念する生活を送ることができた。手術してから十年たった。石井さんは、術後ダンピング症候群に苦しみながらも、再発はないまま仕事を続けている。

彼女は、闘病記を次のような文章で結んでいる。

癌患者が、死をも含めて自分自身の力で安らかに幸福感を得るとともに、支えきれるところまで強く心を支えて闘病し、生ある日を心豊かに生き生きと精一杯生きてみる。そこに生の充実という存在感と自己充実の欲求の満足が与えられるのではないでしょうか。手足の動くうちにはガン人形はごめん、という生き方もあっていいのではないでしょうか。

（『ガンからの贈りもの』）

石井良子さんの場合は、彼女に病名を告知した医師の力と、それを受け止めた彼女自身の自我の強さとがあったからこそ、このような生が得られたのである。キューブラー・ロスは、「痛ましい知らせを患者と共有することは、一つの技術である」といっている。石井さんは、「胃切除術」ともう一つは「告知術」という二つの「術」によって救われたのである。

六　ターミナル・ケアとホスピス

どこで死ぬのか

九十六歳になる老人がいた。長年連れ添った妻が亡なつた後、ブティックを営んでいる息子一家と同居していた。二週間に一回くらい息子が付き添って、外来に通院していた。年齢相応に日常生活動作がやや鈍く、血圧が少し高いこと以外は、精神的にも身体面でも、障害は見当たらない。

ある日、息子が訪ねてきて、父親を病院に入れたいから、どこか紹介してくれという。「おじいちゃん、入院したいというのか？」「いや、当人は家から離れたくないというんだが、なにしろ、だんだん手がかかるもんで、女房と話して入院させることにした」というような会話が交わされて、結局、老人は入院することになった。

今ならさしずめ、特養に申し込むか、老健に入所させるということになるのだろうが、介護保険のできる前のことだから、老人を入院させたというのである。老人を家族が在宅でケアする意志のない場合は、入院もやむを得ないということである。その老人にとっては、入院した病院が、ターミナルの場所であり、そこで受けたケアがターミナル・ケアとなる。しかし家族は、そのことには無頓着である。いや、無頓着な振りをしているともいえる。

別の事例を挙げる。ある末期ガンの患者である。抗ガン剤治療、放射線治療を行って、一般状態は改善され、苦痛もほとんどなくなり、鎮痛剤の内服で痛みのコントロールもできるようになった。本人は、自分の病気がガンであることを知っており、病状が進めば再び入院しなければならないだろうが、とにかく一度退院して自分のうちで生活したいと望んだ。

担当医が、退院したいという本人の気持ちを家族に告げたところ、家族は、「とんでもない」という。たとえ患者が退院を望んでも、それは駄目だ。入院していると十分な治療ができるし、なにかあったら、直ぐに医者に診てもらえる。退院したら、ガンの患者をどう扱ったらいいか分からない、そんなことで病状が悪化でもしたら、せっかく調子がいいのにどうなるのかという。悪くなったら、すぐに入院できるからといったのだけれども、とうとう家には帰れなかった。

九十六歳の老人にしても、末期ガンの患者にしても、人生の終末期にあることは疑う余地がない。せめて最後のときだけでも、本人の希望に沿って自分の家で迎えさせたらと思うのだが、とうとうそれはできなかった。

どちらも、どこで死にたいなどと、自分の死に場所についての希望はいわないけれど、入院したくない、家に帰りたいという気持ちは切実である。しかしながらこのような場合、患者の望みが受け入れられることはほとんどない。ターミナル・ケアやホスピスの思想の原点は、終末期にある病人が、自分の望むところで、静かに毎日を送ることができるようにしようというのが本来の目的のはずではないのか。

老人の場合も、末期ガン患者の場合も、本人は自分の家に帰って生活したいと望んでも、家族は「一日でも長く生きていてもらいたい。そのためには、できる限りの治療をしてもらいたい。家に帰ると、治療できないではないか」と応える。

終末期の医療はどうあるべきだろうか。入院していれば、症状に応じて適切な処置が速やかにできる。延命効果も上がるだろう。在宅では、入院しているときのように、高度な治療を続けることは、およそ不可能である。その結果、死期を早めることにもなるかも知れない。どちらを選ぶかは、医師でも家族でもない、患者自身のはずである。患者自身がこうありたいと、自ら選択するためには、自分の病気について、本当のことを知っておかなければならないだろうし、これから先、自分の生をどう生きるか、いい換えると「生命の質」についての選択もしなければなるまい。それは患者にとっては苦しい事であるかも知れないけれど、自分の選んだ道を生きるかどうかは、その苦悶を越えて初めて可能である。ただし私は、自分で自分の生を選ぶことだけが、必ずしもいいとはいわない。それを、主治医に任せるのも、家族の思いに任せるのも、神に任せるのも、仏に任せるのも、それが患者自身で決めたことなら、皆それでいいと思う。

ターミナル・ケアと医師の役割

ターミナル・ケアをどうすすめるかは、その場の医療状況にもよるが、患者、家族及び医師の、難しくいえば死生観にも影響される。日常患者に接していて、患者やその家族が、死についてどんな考えを持っているのだろうか、信仰について悩んだことはないだろうかなど、ターミナルの時期には、医師は特に患者の心に触れておかなければならない。

医師はその場を主催するのではなくて、患者の思いを引き出してやることを考えなければいけない。それが、医師の役目である。終末期という舞台では、医師は主役ではなくて黒子である。黒子に徹しながら、患者の、そして家族の思いを引き出していく。医師はそのような経験を積みながら、成長していく。

私はこの「僕の死学ノート」のなかで、クリテイ・オブ・ライフとか自己決定権とかについて書いたし、ここでもターミナル・ケアについて色々いっているけれども、これは極めて欧米的な考えであって、グローバル化した現代の日本だとて、終末期のケアは、極めて日本的な雰囲気のなかで進められるのが大切である。そのことを医師は十分に弁《わきま》えておかなければならない。

ターミナル・ケアの方法

ウオンザーらは一九八四年、「回復の見込みのない患者についての医師の責務」という表題の論文を発表した。アメリカでは、それまでにカレン事件やサイケビッチ事件で、終末期の医療や安楽死について色々議論はされているが、終末期の医療についての纏まった論文としては、これが早いものではないかと思う。終末期医療のガイドラインについては、二〇〇七年（平成十九）に厚生労働省が、また翌年には日本医師会と日本学術会議とが夫々その見解を発表しているけれども、いずれも内容の骨子はほとんど変わらない。

なお、この論文のなかの「ケア」という言葉は、日本語の「介護」とは違って「医療一般」を指している。また、この処置の前提として、アメリカ合衆国のコモン・ロー及びプライバシーの権利があることを付け加えておく。プライバシーの権利及びそれに基づくインフォームド・コンセントについては本書の「自己決定権」「インフォームド・コンセント」「生命の質」を参照されたい）。

先ず、ケアには次の四つのレベルがある。

一、救急・救命処置。
二、集中治療と延命。
三、一般医療処置……抗生物質その他薬剤投与、手術、抗ガン剤、輸液、人工栄養など。
四、患者の快適な療養生活を維持するための一般的ケア……疼痛緩和、経口的水分補給、経口的栄養補給など。

末期の患者は、病態に応じて特有な経過をとるものであるから夫々の状態に対応したケアの計画を立てなければならない。それと同時に、ここにあげた四つのレベルについて、患者、家族、医療担当者の間で、十分に話しあっておくことである。

この四つのレベルのケアのうち、第四のレベルを必要とするのは回復不能な病気の終末期にあることが明らかな患者である。このような患者に対しては、検温や脈拍・血圧の測定などを含むルーチンの処置は中止してよい。血液検査やX線撮影などの臨床検査は、それが、不快感や疼痛の緩和を目的でするものでなければ省く。肺炎その他の感染があっても、抗生物質を投与しなくてよい。カテーテルなど器具の使用や外科的処置は、患者の苦痛を緩和する目的以外は、避ける。

水分や栄養物の経口または非経口的投与を行うか否かは、それが患者にとって快適か否かによって決まる。しかしながら、もしこれらの処置を中止する、または実施しないと決定するに当たって、医師は、その決定の意味するとものを慎重に受け止めなければならない。

ただし、水分や栄養の補給というのは、生命の維持と関係する非常に重要な意味があるけれども、終末期にある患者の多くは、口渇や空腹を感じないものだということを、家族や友人さらには医療スタフも知っておくべきである。第四レベルのケアを受ける患者に対して為すべきことは、それが患者にとって快適であるか、患者の希望が尊重されているかということに尽きる。

以上、読めばお分かりのように、終末期においては、徹底的に患者の快適さを尊重する。

判断能力のある患者に対して

疼痛その他苦痛の緩和について、特に注意しなければならない。患者によっては、苦痛を自分から進んで訴えないこともあるから、スタッフは、苦痛の有無を聞きだしてやることも必要だし、患者の表情や態度から苦痛の有無を読み取ることも大切である。

また、時には在宅ケアやホスピス・ケアのように、規則にしばられないケアが望ましいこともある。

判断力を欠く患者に対して

一、脳死……医学的にも法的にも死亡であるから、それ以上の治療を要しない。

二、植物状態……この状態が確認されたならば、抗生物質、水分及び栄養の人工的補給は、他の延命処置と同じく中止し、患者が死に至ることは、倫理上正当と認められる。患者の生前の意志表示や、家族の理解と同意についての情報を慎重に考慮したうえで、決定すべきは、自明のことである。このような事例では、家族の態度がケアの在り方に大きく影響する。

三、重症で回復の見込みのない認知症患者……多くは高齢者で、目的ある行動はできないが、身体的ケアは受動的に受けることができる。病前または病気の寛解《かんかい》時に、意志表示があった場合は、それに従う。主として死の過程を延長するような処置を中断しても、倫理的に許される。生前の意志表示が不明で、家族・近親者の意見が得られない場合は、人道的かつ考えうる限り患者の意志にそうということを指針として、処置する。

水分及び栄養物の経口的摂取を拒否する場合、血管または胃管による人工栄養を行わなくてもよい。

このカテゴリーの患者については、合併症が起こったときの処置方法について、予め決定しておくことが望ましい。「とにかく現状維持を続ければよい」という考えは、怠慢な判断だということを、医師は心に留めておくべきである。

四、軽度の判断力障害があり、それが回復不能な高齢者……多くの高齢者は、〝愛すべきお年より（pleasant senile）〟と呼ばれている。自立行動やコミニュケーションは幾分冒されているけれども、夫々に限られた生活を楽しんでいるようにみえる。不快感を除いてやることが、このような患者のケアにおける主な目標である。

もし、救命処置や集中治療を必要とする事態が起こったときは、患者の前もって行っている意志表示や、家族の希望、あるいは回復の可能性などについての総合的判断に基づいて、治療は控えめに行うべきである。

以上、読んでいただければお分りのように、ウオンザーのターミナル・ケアについての指針は、厳しい面もあるし、疑問に思われる点もあるけれども、極めて明快で私たち老医にも理解しやすい。ターミナル・ケアがあくまで終末期を迎えた患者の快適生活を維持する為のものであるということを、改めて強く感じさせる。ただし、終末期の現状でわが国の医療スタッフや家族が、このように冷静に行動できるかどうかは疑問である。

わが国の終末期医療のガイドライン

二〇〇七年（平成十九）五月、厚生労働省は「終末期医療の決定プロセスに関するガイドライン」を公表した。本文は、四百字詰原稿用紙三枚足らずのものだから、臨床に携わっている医師は読んでいただきたい。内容は、「終末期医療及びケアのあり方」と「その方針決定の手続」という二部よりなっている。「患者本人による決定を基本とする」と述べてあるように、患者の自己決定権を重視し、「患者・家族の精神的・社会的なケアを行う」を目的としたことは、当然である。ただし、このガイドラインで問題なのは、自己決定の基盤であるインフォームド・コンセントに関わる事項について、「多専門職種の医療従事者から構成される医療・ケアチームによって、医学的妥当性と適切性を基に慎重に判断すべき」という点である。

このガイドラインのいわんとするところは、「情報の提供と説明」に当たっては、患者についての医療技術にいての説明だけでなく、看護技術、介護その他、心理的、倫理的、社会的問題も含めた情報を広く提供して、医療を受ける患者とその家族に納得してもらえということだろうが、患者の社会的・精神的・身体的情報を判断する、すなわち診断する権限は、医師にしかない。

医師が看護師その他のパラ・メディカル・スタッフの情報提供を受けることは当然のことであるし、また、診断に当たっては、それらの情報を斟酌することも当然である。しかしだからといって、「多専門職種の医療従事者」に判断を任せるのは間違っている。患者の病状について、医師以外に判断する権限はない。

日本医師会の「終末期医療に関するガイドライン」でも、「医療・ケアチームで判断すべきである」と同じ間違いを犯している。患者についての判断の権限は、医師以外にはないということは、大変重要なことである。これなくして、医師という職業の独立性は保てないではないか。一方、このガイドラインでは、インフォームド・コンセントに当たっては、「医師は押し付けにならないように配慮しながら患者・家族等と十分な話し合い」をと、医師の「パターナリズム」を排除する。このことも大変重要である。

「終末期」とはいつか

終末期《まつご》とはいつのことか。難しい社会になったものである。物事に、一々定義をつけなければ先に進まない。日本医師会のガイドラインは、終末期についての資料を提供してくれる。それによると、終末期には広義と狭義とがあって、単に終末期というときには、「広義」の終末期を指す。「狭義」の終末期は、これこそ「まつご」、「いまはのきわ」である。医学的にいうと、「臨死状態」である。短い文章なので、次に全文を紹介しておく。こんなことは考えなくてもよいようであるが、最近のように、患者の死について医師が法廷で争わなくてはいけないようになると、「何時からを終末期とするか」は、時に重大問題となる。

「広義」の終末期

①最善の医療を尽くしても、病状が進行性に悪化することを食い止められずに死期をむかえると判断される時期。

②主治医を含む複数の医師および看護師、その他必要な複数の医療関係者が判断し、患者もしくは患者が意志決定できない場合には患者の意志を推定できる家族等（法的な意味での親族だけでなく、患者が信頼を寄せる人をふくも）が①を理解し納得した時点で「終末期」が始まる。

要するに、どんな治療処置をしても、回復・寛解《かんかい》・延命の可能性がないときから、「終末期」が始まる。この文章も気になるが、いまは問題にしない。ただ、高齢者の場合も死亡は全て「病気」だと考えるのか、「自然死」もあると認めるのかによって、この定義も変わってくる。また、患者が意志決定できない場合の、「推定的意志の決定」は、法的手続によるべきである。日本ではそれについての法整備はなされていないと思うので、これは緊急に整備されるべきである。

ホスピス

はじめてホスピス運動を進めたのは、イギリスの女医シシリー・ソーンダーズ（Dr. Cicely Saunders）である。彼女は看護婦の資格を持っていたが、末期ガンなどで終末期にある患者が医療の面ではほとんど放置されている状態なのに気がついて、なにか彼らをサポートする方法はないかと考えた。そのことを上司に相談したところ、先ずは医師の免許を取れと勧められて、それから六年間、医学部に入りなおして、一九五七年医師の免許を取得した。

ソーンダーズははじめ、カトリック系の古いホスピスに勤めた。このホスピスの実態は老人ホームだったが、それとは別に、四十五床の末期ガン患者を収容していた。彼女がそこで経験したのは、末期ガン患者が苦痛を訴えるとき、それが肉体的苦痛なのか精神的原因によるものか、よく分からないことであった。時に患者の精神的苦痛は医師が話をじっくりと聞いてやるだけで、軽くなることもあった。医師は患者の訴えに、なにも答えられなくてもいい、ただ聞くだけでいいのだということも分かって、ソーンダーズは耳を傾けて聞くこと（listening）の重要性を感じ、それを強調した。

ただし、話を聞くだけでは、身体の痛みは緩和されない。そこで考え出されたのが、ブロンプトン溶液（Brompton coctail）である。彼女の独創的なところは、薬を痛みが起こってからではなく、痛む前に投与するということである。

やがて一九六七年にイギリスでセント・クリストファーズ・ホスピスができ、ソーンダーズはそこのメディカル・ディレクターになった。彼女の考えは、行過ぎた延命にも安楽死にも反対だということである。苦痛を除くための薬物を使って、そのために生命がいくらか短縮されたとしても、それはやむを得ないことだと考える。

ただし、セント・クリストファーズ・ホスピスのように、独立した施設では、同じ終末期の患者が集まってケアはしやすいけれども、それでいいのかという問題はある。またホスピスでは一般の病院と違い、患者が治癒して退院できるということはない。それはホスピスの医療スタッフの心に強く影響する。医師を含めて彼らのメンタル・ヘルスを十分に考えなければならない。これも難問である。

日本のホスピスはじめ

今から五十年前の一九六一年（昭和三十六）、長谷川保の尽力によって聖隷福祉事業団に、寝たきり老人のための老人ホーム「十字の園」が開設された。これがわが国の最初のホスピスではないだろうか。イギリスでソーンダーズがはじめてホスピスに務めたのも、老人ホームに付属したホスピスであった。

それから二年後の一九六三年（昭和三十八）に老人福祉法が施行され、全国に一二〇〇施設約九万床の特別養護老人ホームが開設された。やがて介護保険が二〇〇〇年（平成十二）に導入されて、二〇〇九年（平成二十一）には特養の数は約六〇〇〇施設約四二万床に増えた。四十年間に五倍になったわけである。

もともとホスピスとは、施設や設備ではなく、理念として捉えるべきものである。終末期にある患者に対するプログラムで、それを実施する施設をホスピスと呼んでいるだけのことで、建築物があるからそれをホスピスといっていいわけではない。

かつての結核療養所は、「治癒しないで、死にゆくのみの病人」を収容する施設は、ホスピスを兼ねた。やがて結核の治療薬が生まれ、結核は完治するまでになり、いまは感染防止のためのわずかな病棟があるのみとなった。同じ療養所の中で、結核で死に行く患者をみながら、結核で療養しているものは、自身の行く末を思い、死を考えた。

その頃、結核にかかって、結核療養所に入ると、医師から「とにかく、二、三年はゆっくり療養してください。その後治るまで、五年かかるか、十年かかるか、それは分かりませんね」といわれた。

「五年かかるか、十年かかるか」というのは、単なる修辞的表現で、実際は「あなたは、治らないかも、結核で死ぬかも知れない、死ぬまで入院かも」ということであった。結核療養所もまた、ホスピスの役割りを果たしていたのである。だから、「結核患者を診ることができるようになったら、一人前の医者だ」とまでいわれた。それは医師というのは、ただ患者の身体のことが分かればよいというだけでなく、患者の精神的問題にも霊的問題にも耳を傾けることができて、初めて一人前の医者になれるということを意味したのである。

ホスピスで働く医師にも、同じことが求められる。いまは、看護師も高度な教育を受けるようになったし、医師や看護師は、臨床心理士、医療ソーシャルワーカー、ケア・マネージャーなどパラメディカル・スタッフの力を借りることができるけれども、中心はあくまで医師である。医師には、彼等スタッフをリードする責任がある。

緩和ケア

私には、緩和ケア勤務の経験はないけれども、伊能言天医師の講演録を読むと、その苦労が伝わってくる。ホスピスを日本では、緩和ケア病棟と呼んでいることに抵抗を感じる人もいるけれども、末期ガンの患者の苦痛は大へん激しいもので、それを和らげるユニットをホスピスに当てるというのも、無理ないことと思う。

とくにガン末期の苦痛は、いつ終わるとも予測できない、次第に進行する痛みであり、その痛みが、なにか他の病気の診断に役立つというものでもない。痛みがいつ起こるのかという予期不安に患者は捉われて、生きることが恐怖にさえなる。患者は痛みの激しさを思うだけで、生きることの不安が増大し、その不安がまた痛みを倍増させるのである。

緩和ケアを、痛みを治療するのではなく、痛みが起こらないようにして、記憶の中から痛みを追い出すことだといわれるのも、その疼痛の激しさの故である。緩和ケア病棟では、患者から痛みをなくすだけでなく、患者が正常な精神活動を維持しながら、その生命の質を高める生活を目指さなければならないのである。

緩和ケアには、五つの命題がある。

その第一は、医学は延命への挑戦だという考えを、捨てることである。「死の受容」である。医学では敗北と考えられてきた死を、人間の自然な成り行きとして受け入れることである。患者に「死を受容しなさい」といっても、その意味は伝わらない。医師自身が、生死についてのはっきりとした考えを持って行動し、患者に接しなければ、相手に「死の受容」は伝わらない。

第二に、緩和ケアの方法について、患者に十分に納得してもらうことである。これは難しいかもしれない。患者は「お任せします」と答える。私はそれでもいいと思っている。「お任せする」というのも、大へん重い選択だと私は思う。

第三は、ケアする医師の役割りである。患者側からいうと、「医者の使い方」といってもよいかもしれない。

終末期にあり、しかも痛みの不安を抱く患者とその家族とは医師を頼りにする。人に頼られる職業というのは、辛いものである。よく「医者と坊主」といわれる。医者も坊主も人に頼られる仕事であり、どちらの職業も人格の成長というか成熟が、相手から求められる。坊主の資格を取るには、形式だけにしても、儀式として心身の修行が課せられる。医師にはそれが欠けている。患者の訴えに、ただ耳を傾けるだけでよいというけれども、ただ、漫然と患者の前に坐っていればよいというのではない。自分の生死観をもって、患者の話に耳を傾けよということである。それは、なにか自分の考えを伝えるよりも難しいことではないだろうか。

第四に、緩和ケアには、クオリティ・オブ・ライフのもっている二つの意味、すなわち「生活の質」と「生命の質」の両方を保つことである。「生命の質」は極めて個人的な問題で、その人の生き方に関するものである。「生活の質」は生活基盤の充足度といってもいいかもしれない。安らかな生活を送るためには、快適な温度、落ちつきのある居室など、苦痛のない生活を求めて、細やかな工夫が必要である。

第五に、ホスピスにおける宗教の重要性を、私は強調したい。日本で初めて寝たきり老人のためのホスピスをつくった長谷川保の聖隷福祉事業団にせよ、柏木哲夫の淀川キリスト教病院にせよ、その基盤にキリスト教がある。

日本のホスピスの八〇パーセントは、宗教が基盤にあるということだが、それも当然のことである。ただし私は、特定の宗教に頼れというのではない。ホスピスで生活する人は、患者もその家族も、死と向かい合って生きていかなければならない。彼らの心を支えてくれるものは、疼痛の緩和でも生活の質の向上でもない、「こころ」である。「こころ」いい換えると「魂」の救いには、彼ら自身の信じる宗教以外にない。さらに、医師や看護師に信仰の心がなければ、患者も家族も安らぐことはできない。

ホスピスとしての特養

特養は、もともと老人のホスピスである。介護保険での特養の正式名称は、介護老人福祉施設。二〇〇八年十月現在で全国に六一五カ所、約四十一万人が利用している。特養をホスピスだと書いたけれども、実際に特養はどのように利用されているだろうか。医療経済研究機構の調査から眺めてみる。

先ず、特養に入っている人の七七パーセントの人が死亡退所、後の二三パーセントは、他の特養に移ったり入院したり、自宅に帰ったりである。いい換えると、特養で生活する老人の八割近くは、亡くなっており、残りの老人も、他の特養に移ったり入院したりで、なんらかの施設内での生活を続けているということである。

自宅に帰って亡くなる老人もいるけれども、至って少なく、亡くなった人のわずか〇・〇六パーセントに過ぎない。死亡場所は、特養内三七パーセント、医療機関六二パーセントである。特養で亡くなった人の六割以上は、終末を入院して迎えている。

六割以上の入所者が終末を病院で迎えるというのだから、特養はホスピスとはいえないじゃあないかという議論も成り立つが、私は、特養で生活している人の四割近くが、特養を終末を迎える場所とした事実に注目したい。特養は多くの老人にとって、「終の棲家」、いい換えるとホスピスなのである。

ところで、特養自体は「特養が終の棲家」であることを、どのように考えているのであろうか。

過半数の特養では、入所者が終末に至った場合は、「原則として速やかに病院などに移すようにしている」が、入所者本人や家族から施設内で亡くなりたいと希望があった場合は、七割の施設は「原則として」受け入れている。しかしながら、特養内で終末ケアについてのガイドラインやマニュアルを作っている施設は少ないようであるし、研修や勉強会も少ないようである。それはそれなりに、施設による終末ケアの方法を持っているのであろうが、特養は終末期を看取る、すなわちホスピスの意識を強く持ってもらいたい。

ホスピスとは、特殊な施設や設備を指すものではないという考えを忘れてはいけないが、私は、終末期にある患者だけを、ある特定な施設に集めるということに、そのほうがケアし易いという理由はあるにせよ、抵抗がある。というのは、たとえホスピスが一般の病院と違って、終末期にある患者に十分なケアができようとも、彼らを社会から、さらには病院から排除していることに変わりはない。特定の施設に入ってそこで生活するようになると、その施設の論理に支配される。

この頃は入院すると、病衣まで統一されている。ホスピスで、まさかそんなことはあるまいけれど、体重測定、検温、血圧測定、食事時間など、施設のルールに従わさせられる。また、そこには経験豊かなケアがあっても、ケアするスタッフが有能なら有能なだけ、無意識に自分のやり方を患者に押し付けることにもなりかねない。それがかえって、患者の負担になることもある。

ターミナル・ケアの目的は、人の死を「最も自然に、しかも苦痛なく」迎えることにある。「自然に」ということは、たとえ設備に少々不備な点はあっても、施設に隔離されずに普通の場所でということでもある。「自然に」とは、いろんな人、健康な人、病弱な人、軽い病気の人もいる、重病人も入る、若者、老人、男、女、家族、他人などのなかで、ということではないか。こう書きながら、私はいろんな人々、動物たちに囲まれた、釈尊の涅槃図を思い出すのである。

七　老いと死

介護保険ができて、老人の生活は随分変わった。変わらされたというのが正しいかも分からない。自宅で生活している老人は、ホーム・ヘルパーを利用できるし、家族が旅行するときとか、老人の介護に疲れたときには、ショート・ステイ（老人の短期入所）の制度もある。老人が施設で生活する制度の他に、日中通うデイ・ケアもある。

色々と問題はあるけれども、今の日本では、介護保険をうまく利用しさえすれば、独居老人でも一人でどうにか生活できる。このような時代背景があっての「老いと死」である。「老い」と「死」とを並べると、「老いから死」とも読める。今は五十年前に比べて長命の時代だから、まあ八十歳を過ぎたら老人らしい顔になってもいいかもしれないが、七十台で年寄より顔をするのは、いささか後ろめたい気にもなる。

人にもよるが、八十歳を過ぎると、精神機能はともかくとして、身体機能は確実に低下し、低下のスピードは速まる。「老い」から「死」への距離が縮まり、「死」へのスピードが速まって、「老い」から「死」に至る時間が短縮するということである。その間をどう過ごすか、どう生きていくかというのが、「老いと死」の問題である。

釈尊は、苦の世界から自由になって、正覚を得るには、全てを捨てよと説く。人は、身につけたものを、思想であれ習慣であれ財宝であれ、なかなか捨てきらない。「死」は、捨てるには好都合な状況かも知れない。

今西かのさんの場合

今西かのさんは、五十日ばかり入院生活を送った後、この二月十日に九十二歳で亡くなった。あとには、学校の教師をしている、今年二十四歳になる孫娘が一人残った。

かのさんには三人の子供があった。夫とは早く死別して、二人いる娘は夫々他家に嫁ぎ、長男夫婦一家と同居していた。経済的にも恵まれていて、孫娘もかのさんを大切にするし、かのさんにとっては、三世代同居のなんの不足もない家庭であった。

もともと、働く以外に楽しみのないかのさんは、八十歳を過ぎてからも、家の掃除や食事の後片付けなど、全て自分でやらなければ気がすまなかった。かのさんには。軽い高血圧症と貧血があったので、毎日の仕事を控えめにして少し楽をさせたいがと、息子夫婦が私の所に相談に来たことがあった。

かのさんにそのことを話したところ、ボケるのがいやだから、家事を止めさせないでくれといって、涙を流す。若いときから、趣味を持つなどということはなかったから、いまさらなにか楽しみをといっても、無理である。息子夫婦も、かのさんのしたいようにやらせておく以外に方法はなかろうといって、そのままの生活を続けた。

かのさんが診察にやって来たときの話を聞いてみると、かのさんには生活信条とでもいうようなものがあって、とにかくボケたり寝たきりにならないために、毎日働けるだけ働くのだ、家族に迷惑をかけずにポックリ死ぬためには、それが唯一の方法だというのである。毎日の生活に、もう少しゆとりを持たせてはとすすめても、聞き入れそうにない。「本当は、隠居でもしてもらって、ときには旅行するなり、なにか楽しみでも持ってもらいたいのですがね。そのほうが、私どもも助かるのです」という嫁の気持ちも、かのさんは理解してないようであった。

かのさんの考えでは、そうやって家族の手を取らないで、自分の一生を終えたいというのだが、人生は思うようにはならないものである。二年前、息子夫婦が相次いでガンで亡くなり、それから以後、かのさんと孫娘の二人だけの生活が始まった。

かのさんは、今までと同じように、炊事、洗濯、家の内外の掃除などの家事一切を引き受けて働いた。貧血のためや、ときどき熱を出して寝込むこともあったが、そのようなときに入院を勧めても、どうしても嫌だという。働くことが楽しいわけでもないし、身体の負担にもなる。それでも毎日、自分のやりつけたことだけはすましておかないと、動くのを止めたら、翌日からもう動けなくなるだろうと思う。そう考えると心配で、毎日、決まったことだけはやっておかないと気がすまないと、かのさんはいう。

同居している孫娘は、自分独りで生活したほうが気兼ねがないのだけれど、おばあちゃんを置いて家を出るわけにもいかないし、といって、同居生活を続けている。

去年の暮れ、ちょっとした風邪の症状の後、かのさんは寝込んでしまった。こんども入院は嫌だというのを、家庭でのケアは無理だからと説得して、やっと入院させた。その後、これまでの疲れが一度に出たようで、ついに再び起き上がることはできなかった。


かのさんを、あのまま入院させないで、自宅で診てあげればよかったのではないかとの悔いも残る。もっと早い時期から入院させて健康管理をしておけば、まだまだ長生きできたかも知れない。そのことを思うと、心残りである。

かのさんを見ていて、私は「老い」のさきにある「死」についてつくづく考えさせられる。私には、かのさんはなにか意地になって毎日を生きていたように思われてならない。

当人の心のなかまではかり知ることはできないけれども、かのさんには「寝たきりにならない」こと以外に、なにか心のよりどころのようなものがなかったのだろうか。九十歳を過ぎた老人のかのさんは、ただ「寝たきりにならない」ことだけにとらわれて、もっとゆとりのある生活を送ることができなかったというのは、それが、かのさんの老いの姿かもしれないけれども、余りにも寂しい。

辻村和男さんの場合

介護保険は六十五歳から利用できるが、利用者の年齢が八十歳を過ぎると、施設利用者の数も増えるし、身体の障害や病気も多くなり、精神面でも認知障害などが加わって、介護の上での困難さも問題になる。そのことはともかくとして、超高齢になると終末が近づいたことを、ことさらに口に出していうことはないけれども、高齢者本人は勿論介護する人も、心のなかでは考えておかなければならない。八十五歳以上を超高齢というそうだから、百歳まで生きたとしても、あと十五年で死が訪れる。十五年を「たった十五年」と思うか、「十五年も」と思うかはその人による。

辻村和男さん、八十五歳。二〇〇七年（平成十九）の春から介護保険を使って、老人施設に入所、今年で四年になる。入所までは、五歳年下の妻との二人暮らしであった。息子は二人。いずれも結婚して一家を構え、同じ市内に住んでいる。

辻村さんは、ある電業会社を六十五歳で定年退職したあと、七十歳まで保安協会の仕事を手伝っていた。それからは、趣味のゴルフと盆栽を楽しむ毎日であった。もともと人付合いのいい人で、時に軽い躁状態になることはあったけれども、特にトラブルもなく、無事に仕事を続けることができた。退職後は、次第に外出も少なくなり、たまに自転車で外出することがあったが、時々転倒事故を起こしたといって帰ってくることがあった。妻は心臓病があり、入院することがあったが、そのときは長男の嫁がやって来て、家事の手伝いをした。

そのうちに、外出先で自分の家が分からなくなったり、ベッドの下に布団を敷いてやすむなどの行動があり、着衣動作ができないとか、徘徊が目立つようになり、二〇〇六年（平成十八）五月八十歳のとき、多発性脳梗塞の診断を受けた。

二〇〇七年四月、妻が検査のため短期間入院するので、それと同時に、辻村さんは介護保険で介護老人保健施設（老健）施設に入所した。記憶力が落ち、日にちや時間が分からなくなり、歩行は不安定で、徘徊もあって、家庭での生活が無理だと思われたからである。施設に入所してからは、軽い躁状態が続き、それまでの認知症状の他に、施設からいなくなったり、廊下に放尿するなど、行動の面でも目立った。

入所して半年たったころには、辻村さんは歩行訓練には参加するけれども、積極性はなく、歩行は不安定で転倒しやすくなり、衣服の着脱やトイレット動作も次第にできなくなり、その他の認知障害も増悪《ぞうあ》した。

二〇〇八年の九月、発語は少なくなり、動作も緩慢で、なにかにつけて反応は鈍くなった。食事では食べこぼしが目立ち、歩行は不安定さを増し、廊下に放尿するなどの行動が目立った。

二〇〇九一年三月、入所して二年たった。移動には車椅子を使っているが、車椅子の上でも姿勢が不安定で、絶えず気をつけておかないと、倒れそうになる。日常生活動作もぎこちなくなり、失禁が続き、清潔を保つのが大変難しくなった。食事の摂取量が目に見えて減った。

二〇〇九年六月、自発的に食事を摂ることがない。自発的に摂食しないだけでなく、食物を口に入れると、むせる。脳神経領域の障害は認められないので、摂食意欲がないための誤嚥と思われる。仙骨部に褥創。動作鈍くなり、傾眠。

二〇〇九年九月、身体の動きが鈍くなり、自力摂食できず、誤嚥が多くなる。

二〇一〇年二月頃から、発熱して抗生物質投与、解熱するという経過が多くなった。自律性の体動はほとんどなくなり、摂食も十分でないので、やせが目立つ。妻に経管（鼻腔）栄養について説明、辻村さんに経管栄養実施の了解を得る。三月から鼻腔栄養を始める。

二〇一〇年四月、長男来訪。「以前罹っていた医師から、口から食べられなくなったら、胃瘻をつくるといい、といわれたが、どう思うか」と相談があった。私は長男とは初対面だったので、「その先生の意見を聞いて、ご家族で話し合って、きめたらどうですか」と答えた。

二〇一〇年五月一日より発熱。誤嚥性肺炎の診断で入院。肺炎の経過は良好だった。五月二十五日家族の要望で胃瘻を造設した。七月二十三日、経過良好で退院、七月二十三日、家族の要望があって老健施設に再入所した。

二〇一〇年八月三日、肺炎の診断で入院。八月三十日肺炎は治癒し、老健施設に再入所した。日中は開眼しているが無関心、刺激に対して反応はない。関節拘縮が進み、体温の調節が難しい。

二〇一〇年十一月十六日、肺炎の診断で入院。褥創の増悪縮小を繰り返す。十二月十五日、肺炎治癒し再入所。

二〇一〇年十二月二十二日、発熱あり肺炎の疑いで入院。一月になって胃潰瘍を併発したが、一月十七日肺炎、胃潰瘍とも治癒し、施設に再入所した。辻村さんは、再入所後も月に二、三回三七～八度の発熱を繰り返し、六月十二日発熱のため入院した。

二〇一一年七月二十二日、退院して施設に再入所したが、褥創が治癒困難で、拘縮も進行し、車椅子の使用は勿論、ベッドから離床することも困難である。七月二十四日から三七～八度の発熱あり、八月八日体温が三九度を越えたので入院。一カ月入院の後、九月七日施設に再入所したが、辻村さんの消耗がひどく、痩せが目立った。そのとき施設の担当医は、「①できるだけのお世話はする、②いつなにがあってもおかしくない、③喀痰がつまって窒息死することもあり得る」と、家族に告げた。

二〇一一年九月九日、三八度を越える発熱があり、消耗も甚だしいので入院。解熱したので、九月二十八日に介護療養施設に移った。

二〇一一年十月二十一日、療養施設に移った辻村さんは、熱は出なかったものの、一般状態は好転せず、十月二十一日逝去した。

少し長くなったが、辻村和男さんの定年退職から老人施設入所後、入退所を繰り返し、療養施設に入所して、亡くなるまでの経過を紹介した。読んでいただくとお分かりのように、辻村さんは、施設入所前から歩行障害と認知症があり、多発性脳梗塞の診断を受けていた。認知症では、記憶力が落ちるとか、時間や場所など見当識の障害がおこるとかいわれるけれども、いちばん問題なのは、人格の喪失である。その人らしさのもとである人格が喪われる。それが一番深刻な問題である。辻村さんは四年の間に、次第に人格が喪われ、外からの刺激にも反応しなくなった。

食事も摂らなくなった。介助しながら食べさせようとすると、それが誤嚥の原因になり、誤嚥性肺炎を起こす。やがて食物を食べなくなったので、家族の要請で胃瘻を造設した。しかしなお誤嚥による肺炎で、入退院を繰り返した。家族も介護職員も大変だったであろうが、いちばん苦痛を味わったのは、施設と病院の間を何回も移動を繰り返したた本人自身である。

やがて辻村さんは介護療養型施設に移った。療養型施設は、ターミナル・ケアも目的とするから、ここでターミナルを迎えることになったのである。病状が進んで、身体の状態が悪くなったり、病状が安定して体調がよくなったりするたびに、老人は老健・病院・療養施設と生活の場所が変わる。一種のタライマワシという他はない。これが現代高齢者が迎える、ターミナルの一つの姿である。

私は辻村さんの事例をみていて、現代の家族関係について考えさせられた。かつて、家で生活している老人は、老いて行くにつれて、動くことも食べることも、次第に少なくなり、部屋の中で一日中過ごす。テレビをかけているけれども、観ているのかいないのかも分からない。やがて寝たきりになって、一生を終えた。

年寄りというものは、手のかからないものである。現代の老人は、高齢になると家から施設ケアに移る。施設で生活する老人の八〇パーセントは、病院に入院してターミナルを迎える。家族が老親の入居している施設を訪れる回数は、諸外国に比べて日本では特に少ない。勿論、家よりも施設のほうが、食事は高齢者に十分なカロリーが提供されるし、生活環境も冷暖房が完備し、清潔保持は万全である。事故防止にも細心の注意が払われている。老人が自分の家で一生を終えたいというのも、ひとつの老人神話に過ぎないとは思うけれども、生活環境の不備な自宅で一生を終えるのと、生活環境と人手の整った施設で終末を迎えるのと、一体どちらの老人が幸せなのだろうかと考えさせられる。

辻村さんは、療養型病床に入所して最期を迎えた。もし、食欲が落ちて寝たきりの状態になり、話しかけても何の反応も得られない状態で「療養型病床」に転所していたら、その後、老健との間で入退所を繰り返すことはなかったであろう。それを辻村さんの家族の「この施設になれているから」という考えと、老健職員の「これまでお世話してきたので」という思いで、介護施設をかわらなかった。その善意といってよい家族と施設職員との考えが、結局は辻村さんに煩雑に入退所を繰り返させる結果を招いたのである。

フランク・トウゲンドさんの場合

私の手許に一冊の写真集がある。マーク・ジュリー／ダン・ジュリー著、重兼裕子訳『おじいちゃん』（春秋社）である。

この本の主人公フランク・トウゲンドは、一八九二年、アメリカのペンシルバニア州スクラントンで生まれた。スクラントンは、無煙炭産出の中心地で、トウゲンドも十一歳から炭鉱で働き、後にエンジニアーになって定年まで勤務、アメリカ石炭労働者組合員の資格を得た。彼は三十二歳のとき無理して土地を購い、そこに家を建てて一家を構え、家族に囲まれた幸せな一生を送った。

一九七四年二月十四日、八十一歳のトウゲンドさんは、いくらか認知障害があったものの、身体のほうはまだしっかりしている。ある日突然、自分の入歯を外すと、「これから、もうわしはなにも食べない、なにも飲まない」といった。それから三週間後に、彼は亡くなった。

この写真集には、トウゲンドに認知症が原因と思われる異常行動が見え出してから亡くなるまでの、三年少しの間に撮影されたものが主に収められている。孫兄弟が写真家で、いつもカメラが手許にあって「おじいちゃん」の行動を撮影できたことが幸いした。

ページをめくると、人が老いて認知症の症状が現われ、家族は「おじいちゃん」の行動に振り回されながら生活していく。そして、やがて「おじいちゃん」は亡くなって棺に納められる。「おばあちゃん」である七十九歳のトウゲンドの妻は「遅かれ早かれ、老いはいつのまにか、身体の中にしのび込んでくるものだってことはわかっているつもりよ。おじいちゃんだって、自分でそうなろうってなったわけじゃあないもの。ただ私は、できればああなりたくないって思うわ。誰かの重荷になるまえに、神さまのところへ連れていって下さいって祈っているの。でも、こればっかりは、なってみなけりゃわからないものねえ」（『おじいちゃん』より、以下括弧内は同書より引用）といった。

いまの人は、人が衰え朽ち果てて、やがて死んでいく情景を見たことはないだろう。この写真集はそれをまざまざと見せてくれる。いま、老親を在宅で見取るなどというと、美談になるかも知れない。しかしこの写真集は、美談でもなんでもない「老いと死」の姿をリアルに私たちに投げかける。

「おじいちゃん」のページをくっていこう。

写真集「おじいちゃん」

トウゲンドは、十一歳から無煙炭の鉱山で働いた。二十五歳で結婚。結婚して七年目に土地を買って、自力でそこに家を建てた。二人の間には娘が二人、息子が一人あった。フランク・ウイリアム・トウゲンドである。彼は、空軍の大尉だったが、一九四四年四月十八日、飛行訓練中に殉職した。一人息子の死がトウゲンドにとって如何に大きなショックだったかは、息子の訃報が届いてから数日のうちに、彼の栗色の髪の毛が全部白髪になってしまったということでも分かるであろう。この写真集の著者は、フランク・トウゲンドの孫ふたりである。

「老いのきざし」一九七〇年七月

おじいちゃんの一日は、シンプルなものである。畑仕事、曾孫たちとの散歩、家族での食事。まわりにいるのは、たいてい家族たちだけ。だから、おじいちゃんのぼけがいつから始まったのか、はっきりしない。何時からか、それまで十数年間毎日通っていた友達の所へも行かなくなったし、あるとき車の中に坐って、運転できないおじいちゃんを見かけた友人もいた。自分が誰だか分からなくなったり、どうやって家まで帰り着いたのか、全く分からないこともあった。おじいちゃんの友達から「あなたのおじいさんも、いよいよぼけ始めたんだねえ」と、声を震わせながらいわれたことがある。

それまでは、むしろ控えめな性格だったおじいちゃんが、「おい、このデブ」だとか「このトンマ」だとか、暴言を吐くようになった。いっしょに春の畑仕事をしている孫に「他人の土地を勝手に掘り返していいのだろうか」といったり、「わしは、いったいどうしたんだろう。まわりの人が、ぜんぜん分からない」といって、久しぶりに訪ねてきた孫を驚かせた。服装は、まだきちんとしている。しかし家の中で、トイレが間に合わないというようなうっかり事故もあった。

「〝そこの二人の男〟の手を借りて」一九七一年六月

それまで身だしなみのいいおじいちゃんだったが、服装は乱れ、髭も自分で剃れなくなった。髪も伸びて鬱陶しいが、散髪にも行かなくなった。散髪も髭剃りもおじいちゃんにいわせると〝そこの二人の男（二人の孫のこと）〟の仕事になったのである。

主治医のクライン先生は二代目で、父親の代からかかりつけ。おじいちゃんは、先生が子供の頃から知っている。先生は、おじいちゃんをナーシングホームに入れる気持ちがあるかどうか尋ねた。孫のマークは、おじいちゃんをどこへもやる気はないと答えた。

先生が帰るとき、おじいちゃんはマークの腕を取って、辺りを見回しながらこっそりと、「おい、この料金はべらぼうに高いぞ。でも、あいつはいいやつだから、まあ、いいか」といった。

「チリースミス、ミシガン、それからループたち」一九七二年七月

食後のコーヒーを飲みながら、おじいちゃんは孫たちに「赤いうさぎ」をはじめに色々な動物たちの話を始める。チリースミスもミシガンも、その都度忘れて思い出せない動物たちの名前である。時には頭が虎で身体はものすごく大きな怪獣も飛び出す。

おじいちゃんは、「ショーツを二枚重ねた上に、ズボンを二本（そのうち一本は裏返し）をはいて現われたり」、ズボンははくのを忘れたまま、赤ん坊をあやす。なにかにつけ、動

作がだんだん子供じみてきた。

周遊船の船長をしているマークの弟、リチャードが久しぶりにやって来た。

「やあ、おじいちゃん。リチャードだよ。わかるかい。」

「リチャード？　おまえは、リチャードってものかい。」

おじいちゃんはリチャードの顔を覗き込みながら、「ところで、リチャードつて、何だったかな。」

「ぼくだよ。孫のリチャードだよ。」そういいながら、リチャードはひどく動揺していた。

おじいちゃんの服装の乱れはますますひどくなって、おばあちゃんの真っ赤なベルベットのコートを着てうろつきまわったり、ひ孫のパンティをハンカチと間違えて大きな音を立てて、それで鼻をかんだりする。多くの人は、そんなおじいちゃんとお付きあいしなくなった。

みながおじいちゃんと付きあわなくなったので、おばあちゃんはひどく傷ついて嘆いた。

「おじいちゃんのおかげで、みんな私たちとつき合ってくれなくなったわ。」といい「私たち、友だちのリストから消されてしまったのね」と嘆いた。

おじいちゃんは、そんなことには無関心に、部屋の中で真っ裸なって歩きまわっている。

「イースターバニーは、もう殺してしまったのかい？」一九七三年九月
おじいちゃんが便器の水で手を洗っているのを見つけた家族の一人が、「私達は、現実を

何一つわかっちゃいないんじゃあないか。」といった。そうだ。家族の誰もが、おじいちゃんがそこまでするとは思っていなかった。

おじいちゃんは、自分の部屋が分からず、家の中をうろうろした挙句、疲れ果てて廊下でもどこでも倒れて、そのまま眠ってしまう。ストーヴを分解してしまう。クリスマス・ツリーをひっくり返し、フロア・ランプをばらばらにする。家中のドアの取っ手を外してしまい。それをみなどこかに隠す。

おばあちゃんはおじいちゃんに「ユーモアをもって接することができなかった。」「おじいちゃんをベッドに押し込んで、何か眠らせるようなものを与えてて、一日じゅうそこに寝かせておけばいいのにって思うわ。そうすれば、いつもいつも見張ってなくてすむんだもの。」

夜、おじいちゃんをやすませても、必ず夜中に起きだして、シーツを引きはがし、ドレッサーをひっくり返したり、タンスのなかのものを部屋中に撒き散らす。くる夜もくる夜も、おじいちゃんは同じことを繰り返す。

おじいちゃんにとって、朝はいちばんつらいとき。夜があけるころになると、ボーッとしている。ある朝、娘のニンクが起こそうとしたが、おじいちゃんはなんの反応もない。慌てたニンクがびっくりして叫んだ。

「お父さん、お父さん。起きてよ。大丈夫?」

おじいちゃんはごろりと身体を動かして、ようやっと薄目を開けて、「イースターバニーは、もう殺してしまったかい?」といった。

（イースターバニー……復活祭のときに卵を持ってくるといわれるウサギ）

やがて、おじいちゃんの動きはだんだん鈍くなった。部屋にとじこもって、家族のまえにも顔を見せなくなった。もうおじいちゃんは、この二年間いつもおばあちゃんがいっていた「いつも皆の手足まとい」ではなくなった。

おじいちゃんは眠っている間に、ベッドから転げ落ちるので、怪我がないように、マットレスをベッドから外して、直接床の上に置くことにした。

「ああ、何てしんどいことなのかしら」一九七四年二月

「私たちが、最も恐れていた、しかし、いつかはそうなるだろうと思っていた事態は、何の前ぶれもなくやってきた。祖父は、排泄をコントロールする能力を完全に失ってしまったのだ。たった一日のうちに、たちまちトウゲンド家の建物は、おむつやトイレット・ペーパーの作戦司令部になった。次の〝うっかり事故〟が起きる前に祖父の身体をきれいにする、統制のとれた軍隊のようだった。」

「この危機的状況は、予告なしにやってきたし、その対応にみなが大わらわだったので、とうとうあの耐えがたい時期に入ってしまったのだということを、私たちの中の誰ひとりとして、はっきり自覚したものはなかった。その日、祖母が誰に向かってということなく、ぼ

つんといった言葉、『ああ、なんてしんどいことなのかしら』が、まさにみんなの気持ちをいい表していた。」

おじいちゃんが、おもらししてもいいように、おばあちゃんはお尻の下に紙をしいてまわった。おじいちゃんは、以前は恥ずかしいという気持ちがあったようだけれども、ある日から、「自分で自分の始末ができなくなったことを受け入れたみたいです。それからは、誰が身体をきれいにしようと、誰が風呂に入れようと、そんなことは少しも気にしなくなりました。」

「季節の女に征服されて」一九七四年三月

マークが一週間ほど旅行して帰ってみると、おじいちゃんがあまりにも弱っているのに驚いた。食べることを殆ど拒み、水も飲まない。日に日に弱っていった。二、三カ月前、おじいちゃんがダンにいったことがある。

「季節の女に、今にも征服されてしまいそうだよ。」と。今のおじいちゃんを見ていると、「生きていることで生じる、耐え難い苦難をすでに通り過ぎ、いつ運命に征服されてもいい」と思っているようであった。

おじいちゃんは、一日中殆ど自分の部屋で横になっていて、食事にも出てこなくなった。クライン先生に相談したら、入院させて点滴注射をする以外にないということであった。この針金のように痩せた、穏やかに眠っているおじいちゃんが、腕に管をつけたまま病院のベッドに縛り付けられているのを見るなんて、考えるだけでも嫌だった。私達家族は、それだけは断った。

おじいちゃんは、誰か抱え起こして支えると、ベッドの上で上体を起こすことができるが、ここ一週間ほど、なにも食べない。ジュースや高蛋白の飲み物などを飲ませると、ときたま一口することがあるけれども、ちょっとでも固形物が混じっていると、すぐ吐き出してしまう。

家族は「誰も口にこそ出さなかったが、ひそかな暗黙の合意によって、これからの心づもりが固まってきた――祖父が内なる精神力ではっきりと決意したのであれば、その運命を彼の手から取り上げるようなことはすまいと。もし痛みが襲ってきたら、それを除去する何らかの医学的方法をとろう。しかし、それ以外のことは、祖父本人の手に委ねようと。」

「今夜、初めて、祖父がもうすぐ死ぬのだということを実感した。」「少なくとも僕は、今まで、やがて来るであろう祖父の死について、気軽に話してきた。ちょうど、じっとしててもやってくる、自分の次の誕生日のことを話すのと同じような感じだった。わざわざと取り立てて論じることじゃあないと思っていた。

しかし今夜、祖父の部屋のドアのところに立って、しみじみ思った。おそらく、もう何日もしないうちに、祖父は誰もが恐れ不安な気持ちになる、あの暗い心細い世界へ旅立ってゆくのだと。」

「でも、ひとつだけ言えることがある。身体をきれいにしたり、ごはんを食べさせたり、鼻をかませたり、夜中など、僕の身体の方が、祖父の存在を無視したくなるような時にも面倒をみたり……こんな世話をたとえ何回したとしても、僕は祖父のことを思い出す時、つらかったときよりも、祖父と過ごした楽しかった日々の方を、真っ先に思い浮かべるだろう。」

(「ダンの日記より」一九七四年二月二三日)――


「今夜かも、明日かも、いや一週間後かもしれません」一九七四年三月
往診に来たクライン先生が帰りがけ、ニンクが、皆が聞きたいと思っていることを、口に出した。

「その時は、いつなんでしょうか。」

先生は、その場でなにか、私たちにはわけのわからない書類にざっと目を通してから言った。「分かりません。今夜かもしれないし、明日かもしれない。いや、一週間後かもしれません。」

マークの妻ディーは、日に何度も栄養のあるものを作り、せっせと部屋に運んで、おじいちゃんに食べさせようとした。昏睡状態のときも、おじいちゃんの身体をダンに支えさせて、口に運んだ。おじいちゃんは、身体の奥からむせるような咳をする。

見かねてダンがいった。「ちゃんと、現実を見なくちゃいけないんだよ。ぼくたちのしていることは、おじいちゃんのためじゃない。自分たちの満足のためなんだ。」

おじいちゃんが、家族のものたちに「望んだのは、たえず誰かそばに付いていることだった。」まだ力はあるものの、「骨と皮ばかりになったがまだ力の残っている指で、そばにいる人の手をしっかりと握っていた。」私が祖父のそばにいた時」、そっと手を離そうとすると、「すると祖父は、その針金のような指で、すぐに私の手を摑んで離さなかった。」

おじいちゃんは、とうとう、深い眠りに陥った。「九時間も一〇時間も、身動きひとつしなかった。」マークがベッドの横で考えごとをしていると、急に、もぞもぞと動き始めた。手を動かし、低いうなり声を上げた。マークは台所に飛んでいって、おばあちゃんにいった。「ぼくは、はっきり見たよ。魂というか生命の力というか、そういうものが今、おじいちゃんの身体から、離れようとしているよ。」

マークが出て行くのと入れ違いに、ニンクが部屋に入っていった。マークがおばあちゃんに今見たことを話していると、ニンクが台所に駆け込んでいった。「お父さん、死んでしまったみたい。」

おじいちゃんの遺体が棺の中に安置されて、空になったベッドを前に、「初めて、あの苦難が終わったのだという思いがこみ上げてきた。三年の間、私たちの生活の大半は、この部屋を中心に回転してきた。赤ちゃんと同じように手がかかった。〝うっかり事故〟があった。口論もあった。おむつとの戦いもあった。

それが、今は空っぽだ。

我ながら驚いたことに、祖父が死んで、ほっとしたというような解放感は起きなかった。それより、ぽっかり穴が開いたような感じというか、祖父によってもたらされ、あの喧騒をなつかしむような気持だった。中でも、一番大きく私の感慨を占めたのは、このタフな老炭鉱夫への尊敬の念であった。「やったじゃあないか、おじいちゃん。本当によくやったよね。」

（『おじいちゃん』）

写真集の最後のページは、「おわりに」と題した一九七五年三月、おじいちゃんのひ孫ヒラリー五歳の誕生日の写真である。マークとディー、ひ孫のヒラリーとジョシュア、おばあちゃんのアンナ、マークの弟ダンー、叔母のニンク、おじいちゃんの臨終を看取った人たちが、みな笑顔で写っている。

写真集では笑顔一つ見せなかったおばちゃんの笑顔が、殊のほか晴れやかである。おじいちゃんがおかしくなってからというもの、おばあちゃんはいつも面白くない顔をして、愚痴ばかりこぼしていた。しかし、おじいちゃんをいちばん一所懸命に世話したのは、他ならぬおばあちゃんであった。

それにしてもこの家族は、老人を放ってはおかない。家族夫々にやり方は違うけれども、おじいちゃんの症状が進むなかで、それぞれが自分のやり方で世話している。そこにはひとつも演技はない。

やがておじいちゃんは、排泄をコントロールする力も失い、おばあちゃんは、おじいちゃんのショーツを持ったまま、廊下に呆然と立っている。最終ページの家族の写真を見ると、おじいちゃんの老いから死への道のりを、家族みなで送った一人ひとりの笑顔が美しい。

ここでは高齢者三人の「老いから死」への道のりを書いた。三人三様の生き方である。これを書きながら、お年寄りたちは夫々に、自分が生きてきたように一生を終えたように思う。それがその人の人生なのである。

先に、介護保険が老人の生活を変えたと書いたが、いま、介護保険で利用できる高齢者施設その他、養護老人ホーム、軽費老人ホーム、ケア・ハウスなどの施設で生活している高齢者の数は、約一二〇万人、これに有料老人ホームの入居者約十五万人を合わせると、約一三五万人、決して少ない数ではない。六十五歳以上の人口は約二九〇〇万人だから、単純に計算すると、六十五歳以上の老人の約五パーセント、七十五歳以上になると約一〇パーセント近くの人が、施設で生活しているのである。介護保険が老人の生活に大きな影響を及ぼしているといっても過言ではあるまい。「老い」の先には必ず「死」が訪れる。これほど確実なものはない。しかも、死亡する人の八〇パーセントは、病院で亡くなっているそうである。自分の家で一生を終えるということは、もうなくなるのか?

介護保険は六十五歳から利用できるが、利用者の年齢が八十歳を過ぎると、施設利用者の数も多くなるし、身体障害や病気もふえ、精神面でも、認知症など介護上で困難さもます。そのことはともかくとして、超高齢になると終末が近づいたことを、高齢者本人は勿論、介護する人も、考えておかなければならない。

八　脳死と心臓死

脳死と臓器移植

なぜ、「脳死」が問題になるのかというと、臓器移植を行うには、新鮮な臓器が必要だからである。新鮮な臓器を入手するには、脳死の段階で移植用の臓器を摘出して、これを移植に使うのが最も望ましい。従って、臓器移植を行うには、脳死問題を避けて通るわけにはいかない。ここでは臓器移植についての議論はしないけれども、私自身の臓器移植についての考えを先ず述べておく。

私は、「臓器移植をすればお前の命は助かる。臓器移植以外に延命の方法はない」といわれても、臓器移植を受けない。また、私の家族（せいぜい曾孫まであろうか）が「臓器移植以外に救命の方法はないし、臓器移植をすれば健康生活を送ることができる」といわれても、臓器移植はしない。

ただし、ここにある人がいて、臓器移植以外に救命の方法がなく、移植を行えば延命できるとする。もし、自分の臓器を積極的に移植用に提供しようという人がいる場合には、その臓器移植まで反対しない。これが私の臓器移植に対する態度である。医学が、人間の生死に関わる研究を進めることは当然であるが、医療は人の出生と死亡とには徒に介入してはいけない。

死亡診断書

「死の判定」とは、私たち高齢の医師にとって、どうも馴染まない言葉である。人が死亡したかどうかを判断することは、医学では「死亡診断」という言葉が使われてきた。それがなぜいまさら「死の判定」になったのか。

そのことを考えるまえに、私自身が医学部の学生であったころのことを振り返ってみたのだが、「死亡の診断」についての講義を聴いた記憶が全くない。もっとも、私が医学部に入ったのは一九四五年（昭和二十）、日本が戦争に負けた年である。戦後の混乱期で、死亡の診断はかくあるべしというような講義がなかったのかも知れない。そう思って、当時の友人たちに聞いてみたけれども、誰もそんな講義は聴いた記憶はないという。

近頃の医学部では、どうなっているのだろうか。医師国家試験に合格して間もない研修医に聞いてみると、死亡診断書の書き方については、法医学の講義のときに習いましたけれども、どんな症状や徴候があったら「死亡した」と診断してもよいかという点についての講義は、なかったと思うという返事であった。では、初めて死亡診断書を書いたときは、患者の死亡を確認するのに、先任の医師から指導を受けるというようなことでもあったのかと聞くと、いやそんなこともなかったがと、極めて心もとない返事であった。

人の死は、私たちが関わる医療のなかで、出生とともに最も厳粛でドラマチックなものである。死によって、人間は「人」から「物」になる。社会的には、人としての権利や義務が、死の瞬間から失われる。最近は、「終末期の医療」とか「ターミナル・ケア」というような出版物も沢山出ていて、人が死亡するまでの治療やケアの方法などについては、詳しく書いてあるけれども、これから先は回復不能で、ただ死を待つのみだという時期になった場合、医師のとるべき行動はこうで、このような処置をしなければいけないというような、人の死亡時における医師の行動規範のようなものは、医学部の教育カリキュラムのなかには、恐らくないのであろう。

私たちは、「医師」になるためには、「医学部」に入って「医学」を学ばなければならない。しかしながら、医学の臨床を離れて学問の道を進むのは、ごくわずかであって、「医学部」に入った学生のほとんどのものは、「医師」となって「医療」に従事するのだから、「医学」と同様、いやそれ以上に「医療」について学んでおかなければならない。

人の生涯にわたる医療のなかで、大きな出来事といえば、「出生」と「死亡」である。「出生」については、周産期や新生児学の講義があるが、「死亡」についての講義がないというのは、その理由が分からなくもない。というのは、「人の死」は、医師ならずとも誰が見ても「その人が死んだ」と判断できたからである。そのように判断できる方法で「死」が判定されていたというべきかも知れない。これはなにも明治になって近代医学が導入されてからのことではなく、大昔から、これが人の死だと社会的にも認められる方法で、「死」が「診断」されていたからである。

医師が「お亡くなりになりました」といわなくても、誰が見ても「この人は亡くなった」と分かる方法で、認められていたからに他ならない。「死の診断」はオープンだったのである。死亡診断書を書くことは、医師の占有事項であるけれども、死亡の判定は、医師だけでなく誰にでもはっきりと「死んでいる」と分かる方法でされていた。だから、殊更に「医学部」で「死」についての講義はなくても、医師は死亡診断書の書式さえ知っておけば、ことさらに「死亡の判定について」というような講義を聞かなくても、死亡診断書を書くことができたわけである。

死とはなにか

心臓死と脳死のまえに、「死とはなにか」について触れておく。死とはなにか、一言でいうと、命がなくなることである。生きていないことで、人間の生命活動が全て停止したことを指す。医学では、生命活動の「不可逆的停止」をいう。

この分かりきった「死」にも、救命技術が進歩して、いろいろ難しい問題が出てきた。これまでは呼吸停止、心拍停止、瞳孔散大と対光反射の消失のいわゆる三徴候があれば「死」と判断されていたが、人工呼吸器や除細動装置によって呼吸や循環が回復されるようになると、「死の判定」そのものが複雑になり、「死にゆく過程」のどこをもって「死」と判定するかは、非常に困難な問題を含むようになった。

脳科学研究の進歩は、この問題をさらに複雑化し、人間の意識に必要なのは大脳の新皮質なのだから、新皮質の電気的活性が失われたときを死とすべきだという意見だとか、大脳皮質の死による認識機能の不可逆的停止をもって死とすべきだとの議論も出るようになった。脳幹の死をもって人の死とすべきだというのも、その一つである。

人の死は、医学においてよりも、社会的、法的に多くの問題をもっている。人が死亡したと診断されると、民法では権利能力を失い、婚姻は解除される。刑法上は殺人罪や傷害罪の被害者として保護されているが、死後は死体を傷つけても、傷害罪や殺人罪にはならず、死体損壊罪になるに過ぎない。臓器移植では、死後の臓器の提供が問題になる。

わが国では、臓器移植に関する法律は、一九九七年（平成九）七月十六日に制定され、二〇〇九年（平成二十一）七月十七日に最終改正が行われて今日に至っている。この臓器移植法では、臓器提供者の生前の書面による意思決定があり、遺族がそれを拒否しない場合は、脳死状態からの臓器摘出ができると規定されている。その後、親族に対する臓器提供を優先させてよい点、本人の臓器提供についての意思が不明の場合も、家族の承諾があれば臓器提供が可能になった点が改正されて、現在に至っている。

なぜ死の判定が問題になるのか

人が死んだということは、医師でなくても誰が見ても「この人は死んでいる」と分かる。ではなぜ、分かりやすい「死の判定」が問題になったかというと、臓器移植のためにはできるだけ新鮮な臓器が欲しいからである。新鮮な臓器を手に入れるためには、生体腎移植のように生きている人から臓器を取り出すのが一番いいことは分かっているけれども、それはできないことだから、人が亡くなったら、できるだけ早く臓器を手に入れるにはどうしたらいいかということになった。

人の死は、ある時点で突然に起こるものではなく、一定のプロセスがあり、ある時点に至ると、もうそれからは如何なる医療処置を加えても、蘇生は不可能であるという、いわゆるpoint of no return を経て死に至る。だとすれば、この point of no return の時点で臓器を摘出すれば、いちばん新鮮な臓器を得ることができるわけである。そこで、死への経過中、point of no return の時点である「脳死」を死と認めて、臓器摘出を行うにはどうするかという問題が起こった。

移植を志す医師たちは、なぜ率直に「新鮮な臓器を得るためにはどうしたらいいか」ということから出発しなかったのだろうか。

例えば、日本移植学会主催のシンポジュウム「死の判定をめぐって」の冒頭で、慶応大学の桑原安治教授は、脳死問題を移植と切り離して討論して欲しいという意味の発言をしており、討論の中でも「脳死の問題と移植の問題とは厳然として切り離して議論すべき問題だということです。最初に桑原教授が今日は移植の問題など外して、脳死を考えてくれとおっしゃいましたけれども、私はまさにそれが必要なことの第一点だ」(水野肇)というように、脳死と臓器移植とを分離して考えようとする意見が、ことに移植を推進する学者に多い。

移植学者は、臓器移植を成功させるためには、どのような法整備がされたらいいのかを、法の専門家を交えて検討すればいいわけで、ここで殊更に脳死論を持ち出さなくてもよかったのではないかと思う。この移植学者の脳死を死とするという主張は、その後も、一九九二年一月の脳死臨調答申まで引きつがれる。

生命倫理研究議員連盟主催で開かれた研究会で、循環器病研究センター総長の曲直部寿夫の発言は、極めて率直で分かりやすい。「……問題は、その臓器移植を成功させるためには、できるだけイキのいい臓器が必要なことです。レシピエントの方は、それこそ生命をかけているわけです。できるだけ働きのいい、機能のいい臓器をもらわなくてはならないということが、問題なのです。……つまり、今までの心臓死の状態から摘出して移植できる臓器組織というものと、そこまでいってしまったんでは使えない臓器というものが、明らかに分かれているんです。……昨今、筑波大学で告発の問題が出ておりますけれども、これなんかは、私からいえば、まさにリヴイング・ウイルを無視したといってもいいのではないかと思います。……」。

このときの発言内容には、いろいろ問題がないことはないけれども、そのことは別にして、心臓移植を成功させるためには、新鮮な臓器が必要であり、新鮮な臓器を獲得するためには、脳死段階での臓器摘出が必要だということを、極めて率直に主張したものである。

曲直部教授のこの発言は、極めて分かりやすい。臓器移植を成功させるためには、できるだけ新鮮な臓器を移植することである。「できるだけ新鮮な臓器」とは、生きている人から臓器を取り出して移植に使うのが、最も新鮮な臓器を得る方法であるが、それは不可能だから、まだはっきりと死亡が確認されていない、しかももう回復の見込みのない段階で、臓器を摘出して移植しようということになった。「死亡が確認されていない」というのは、死亡したわけではないから、まだ生存しているので、じゃあ、生きている身体から臓器を摘出するのかという疑問が起こる。そこで、死亡してはないが回復の可能性はない「脳死」という段階で臓器を摘出することは、構わないではないかということになった。「脳死」を「死」と認めれば、死体から臓器を摘出しても構わないではないかという考えである。脳死臨調の答申は、脳死を人の死と認め、脳死状態にある患者からの臓器摘出を認めるという内容である。

ただし、この発言は、あまりにもレシピエント中心のものである。脳死を認めるべきだとする意見は、これと同じ立場の発言がほとんどだといってよい。例えば、藤田真一著『誤解が多すぎる「脳死の時代」――患者と家族の立場から』を見ても分かるように、「患者と家族」すなわちレシピエントの側からの「脳死容認論」なのである。

なるほど、脳死状態になって回復不能と判断された患者と、臓器を移植すれば人間としての将来が期待できる患者とを並べると、後者の方が社会的価値がより高いというのかも知れないが、それはあくまでレシピエントの理論である。医学はこれから生きていこうとするレシピエントのためにあるのだという理論もあるかも知れないけれども、それもあくまで臓器の提供をするドナーあってのことである。自分の肉体から臓器を摘出されることは、当人にとっては不利益以外の何者でもない。私は、このドナーとなるべき「死にゆく人」の利益を先ず考えよというのである。

私は、臓器移植に反対ではない。ただ、それにはドナーとして臓器を提供するという、本人の強い意志が必要である。「自分の臓器を移植のために提供する」という自己決定があれば、臓器移植を成功させるたに、脳死段階で臓器の摘出を行うことには反対しない。ただし、本人の意思の確認は、簡単なドナー・カード一枚では許されないし、「息子の身体がどこかでお役に立つなら」などという家族のセンチメンタリズムで、臓器の摘出をしてはいけない。臓器摘出における本人の意思確認は、あくまで法律の専門家の法的手続によるものでなければならない。脳死臨調の答申では、ドナーの意思が尊重されるべきとして、インフォームド・コンセントの原則が守られるべきことが加えられた。しかしながら実際には、このインフォームド・コンセントによる自己決定は極めて難しい。

心臓死について

「死亡の診断」は、医学についての知識がない人でも、難しいものではない。息をしなくなり、心臓が脈打たなくなり、身体が次第に冷たくなって、もとに戻らなくなったとき、「あの人は死んだ」と判断した。昔は医者などどこにでもいるわけではなかったから、そのような状態になったときに「死亡した」として埋葬した。棺にいれて埋葬してからも生き返った人が随分あったらしく、蘇生したときに棺から出る工夫も色々としてあったようである。

確実に死亡の診断ができるようになったのは、聴診器が発明された十九世紀半ば以後のことで、「呼吸停止　心臓停止　瞳孔散大・瞳孔反射消失」をもって「死の三徴候」とするのも、近代医学が取り入れられてからのことである。このうち瞳孔反射の消失は、脳幹の働きを表すものである。脳死の議論で、脳幹機能の消失というのが問題になるが、それは、脳のこの部分の働きがあるかないかということを問題にしているわけである。

死とはなにかということは、答えがなかなか難しい。人は生きている限り、生命現象が見られるのだから、生命現象が消失すればそれが死であり、逆にいえば、生命現象がある限り、人は生きている。しかしながら、臨床医学的には、これまでも、全ての生命現象が消失するまで待たないで、患者の呼吸が停止し、聴診器で心拍を聴取できなくなり、瞳孔が散大して対光反射がなくなり、それらの徴候が不可逆的であると確められると、医師はその患者が「死亡した」と診断する。患者のこの状態は、医師ならずとも誰でも分かることで、だから医師の「ご臨終です」という判断を、納得して受け入れるのである。

死亡診断の難しさは、死というものは、生物学的には一つのプロセスであって、そのプロセスのどの時点をもって回復不能と判断するかということにある。死亡と判断されると、この時点から「人」は「もに」になるのだが、死亡の診断が下された後も、人の残生現象は見られるのであって、この残生現象が全て消失したときが、厳密にはその人の「死」なのであるが、実際に臨床的には、全ての残生現象の消失を待つことなしに、回復不能（point of no returnn）と判断された時点において、「死亡した」と診断されるわけで、この点に関しては、三徴候死説にせよ脳死説にせよ、いずれも考え方に変わりはない。

心臓、肺、眼球という三つの臓器の状態を見て死亡を確めるということは、この三つの臓器の変化が、医師ならずとも誰にでも確められるという、大変重要な意味を持っている。人の出生と死亡との日時は正確でなければいけない。こういう私は、実際は四月四日生まれであるが、四月一日生まれだと届出て、早生まれとして、一年早く小学校に進学したという経験がある。両親は喜んだかも知れないが、当の本人は大変苦労した。とにかく、出生と死亡に関しては、厳密に密室性を排除しなければいけない。

私のような事例では実害は少ないけれども、同志社大学の大谷実教授が提示されたモデルのような事件が起こった場合、問題は錯綜する。私が、死亡の日時はオープンでなければいけないという理由も、ここにある。死亡の判定は、だれが見ても分かりやすく明確なものでなければいけないのは、それなりの実益性をもっているからである。

先ず一つの問題を挙げる。ここに紹介するモデルは、夫婦二人が死亡して、夫は脳死をもって死亡と判定され、妻は従来の三徴候をもって死亡と判定されたために起こった争いである。


Xは妻Yと自家用車で走行中、交通事故を起こして、二人ともこん睡状態になった。近くに二人一緒に入院できる病院がなかったので、XはA病院に、YはB病院に収容されて、どちらも午前二時頃から人工呼吸器を使用して、治療が続けられた。A病院では、Xが午前四時頃、脳死に陥ったことを確認、日本脳波学会の脳死判定基準に従って、それから六時間経過した九月二日午前一〇時にXの死亡を宣告し、人工呼吸器を取り外した。死亡診断書の死亡時間欄にはその時刻が記入された。一方、B病院では、Yは午前三時にはすでに脳死状態に陥っていると認めたが、脳死を認めない方針なので、そのまま治療が続けられ、九月三日午前一〇時三〇分にYの心拍は停止、死亡診断書の死亡時間欄に九月三日午前一〇時三〇分と記載された。

夫婦の間には子はなく、XにはPという弟が、またYにはQという妹がいた。Xには動産・不動産を含めて多額の財産があったので、PとQの間で遺産相続についての争いが起こった。

Qは、自分の姉であるYは夫Xが死亡した後に死んだのだから、Xの財産はYが相続したことになる。Yは相続財産を取得した後に死亡したのであるから、X名義の財産は、当然Yの妹であるQの所有となると主張した。これに対して、Pの主張は、Yは既に夫より一時間前に脳死であることが確認されているのだから、死亡時間は九月二日午前九時〇分とされるべきである。実際には、Xが死亡する以前にYは死んでいたのだから、Xの相続人は当然Pであると主張した。


このモデルでは、死亡診断書に記載された日時をもって、両者の死亡時間とするならば、夫Xが先に死亡したことになるし、脳死をもって死亡判定の基準とすれば、妻Yが先に死亡したことになる。では三徴候説ではどうかというと、夫Xの脳死判定後は死体であって、医療によって保護されないから、Xについての記録資料はなく、争いようはない。

もし死亡の判定に二つの方法があるとする。そのいずれの方法で死亡が判定されたかによって、このモデルのように、遺産を相続できるかできないかという、遺族たちにとっては深刻な問題に直面する。このような法律的・社会的トラブルを予防するためには、「死亡の判定基準」を明確に統一しておかなくてはならない。

第二の実益として上げられるものが、臓器移植の問題である。

脳死と臓器移植

死亡の判定について、脳死か心臓死かという議論のきっかけとなったのは、脳死から心臓死に至る短時間の間に、生体から臓器を摘出してその臓器を移植に使用するという発想からである。医療技術が発達して、これまで単純だった人間の出生や死亡まで複雑になってきた。出生のことはさておき、人間の死亡も、本当は一つでだけなので、臓器移植を成功させるためには、死亡するプロセスの早い時期に人の臓器を取り出したいが、世の中の合意を得るには、なにかよい方法はないかという議論が、いつのまにか「死亡」に「心臓死」と「脳死」との二つを認めようというような、奇妙な議論にすり替わってしまったようである。

いまから五、六十年前から、呼吸が止まっても、人工呼吸器を装着すれば、長時間生命の維持が可能になった。バーナード博士が心臓移植に成功したのが一九六七年、それ以来移植を成功させるために脳死を死と認めたらどうかという議論が盛んになった。脳死とは、脳の機能は停止しているが、心臓は拍動しているものの、いかなる治療を行っても、もはや回復することはなく、やがて心臓の拍動も停止して死に至る、この状態を指す言葉である。だからいい換えると、「脳死」は「心臓死」に至る不可逆性のプロセスである。

人の意識が失われて昏睡状態になると、私達医師は人工呼吸を続けても呼吸が回復しない場合は、やがて心拍も停止し、死の宣告をした。それがやがて、人工呼吸器が開発され実用化されると、呼吸停止から心拍停止までの時間が長くなり、人工呼吸器を装着しさえすれば、数時間から数カ月、さらにそれ以上、呼吸と心拍を維持できるようになったのである。この状態では、呼吸と心臓の拍動とは維持されているものの、脳の機能は失われているので、もはや回復することは不可能である。死に至る一つの状態と考えればいいわけで、まだ死亡しているのではない。だから「脳死は、死でない」という議論は、正しいのである。

「脳死は、死でない」ということは正しいから、「脳死を死」と認めることはできない。それでは、心臓移植はできないじゃあないかということになる。それには、心臓移植ができるような法整備を考えればいいわけなのだが、臓器移植を推進したい人々は、「脳死を死」と認めよといって譲らない。

脳死の診断基準

いったい、どんな状態になったら脳死なのか。この表は、各国の「脳死診断の基準」を一覧表にしたものである。

	ハーバード（1968）大学	日本脳波学会（1974）	英国王立医科大学（1976）	NINDS（1977）	米国死亡判定ガイドライン（1981）	厚生省脳死研究班（1985）
深昏睡	◎	◎	◎	◎	◎	◎
自発呼吸停止	◎	◎	◎	◎	◎	◎
瞳孔散大	◎	◎	瞳孔固定	◎	—	◎
脳幹反射消失	◎	◎	◎	◎	◎	◎
血圧下降	—	◎	—	—	×	×
脳波平坦	○	◎	×	◎	○	◎
脳血流停止	×	○	×	○	○	×
判定に要する時間	24時間以上	6時間	病症により異なる，24時間まで	6時間以上	6時間，但し条件により異なる	6時間
備　考	人工呼吸器の停止の決定は主治医とそれ以外の医師1名以上による	脳の急性一次性粗大病変における判定基準	呼吸器停止の決定は2人の医師が認めた場合	脳死の早期診断には脳血流測定	脳死心臓死どちらでも死亡と判定	
文　献	JAMA,205:337 1968	日本医事新報，2636：31，1974	Bri med J2:1187 1976	JAMA, 237:982, 1977	JAMA, 246:2184, 1981	日本医事新報，3217：3218，3218

脳死の診断基準　◎必要条件　○あればよい　×不要　—記載なし

日本では、一九八五年（昭和六十）十二月、厚生省の「脳死に関する研究班」によって、「脳死の判定指針および判定基準」が公表された。報告書は、全文四万字からなり、一九八三年（昭和五十八）以来同研究班が日本脳波学会の「脳死判定基準」を中心に検討を進めたもので、一九八五年五月に発表された調査報告書を踏まえて、六項目からなる「脳死の判定基準」が示されたものである。

厚生省基準が日本脳波学会基準と異なる点は、①心停止や窒息などによる二次性脳障害も判定対象に加えた、②血圧の確認を判定基準から除外した、③脳幹反射の検査項目を増やした、④自発呼吸停止確認の為の無呼吸テスト、の四項目を追加したことである。

この厚生省発表では、脳死の判定基準は示したけれども、「脳死を人間の死とするか」という問題には回答を避け、「脳死をもって死とするという新しい死の概念を提唱しているのではない。この報告は、死の概念に関しては改めて別の場所で討議されるべき」と述べ、さらに、「治療を行う医師は、死の判定に関して最終的責任を負わなければならないが、生とはなにか、死とはなにかについての医師の判断を助けるための医学関係以外からの意見は重要である。従って、本指針では脳死をもって人の死とは決して定めていない」と、脳死をもって人間の死するものでないことを、くり返し述べているに過ぎない。

その後、日本移植学会が一九八六年（昭和六十一）九月に「正しい脳死判定の手準を踏めば、臓器移植を実施してもよい」という内容の「臓器移植に関する行動規範」をまとめ、翌年春に最終案が決定された。それから三年後の一九九〇年（平成二）二月に先に述べた脳死臨調が開始され、二年後の一九九二年四月二十二日の脳死臨調による「脳死及び臓器移植に関する重要事項について」という答申になったのである。

日本でどうして臓器移植がすすまないか

欧米でも脳死を死と認めるかの脳死についての議論はあったけれども、日本のように賛成と反対の激しい論争にはならずに、脳死を個体死とみなして、臓器移植も盛んに行われるようになった。日本でも、脳死を死と認めて臓器移植を進めたいと思っている人たちは、欧米では脳死を死と認めているではないか、日本でも臓器移植を盛んにするためには、早く脳死を死と認めなければいけない、脳死患者に、回復の可能性はないのだから、死亡と認めてもいいではないかという。

しかしながら、問題なのは脳死が回復不能かどうかにあるのではなくて、日本人の死生観に由来したものだから、激しい賛否の議論が起こるのである。さらにその後の治療経験から、脳死判定後心臓死に至るまでの時間が、それまでは数時間からせいぜい数日間といわれていたものが、管理方法が改善されて数週間から数カ月間、心拍を維持できるようになった。こうなると、心臓が動いている患者を、死亡したと判断してもいいのか、その状態を死亡と判定しても、社会的に納得されるか、という問題が起ってくる。

とにかく、脳死論の根底には、日本の文化に関る問題があるから、簡単に結論づけることはできない。

死の問題は、その国の国民の生死観を抜きにしては考えられないことで、脳死臨調の議論にしても、臓器移植を推進する学者の意見には、それを無視して脳死を死と認めようとする意見が多かったように思われる。欧米でも脳死に関する議論はなかったわけではないが、日本のように余り問題にはならずに、脳死は個体死とみなされて、臓器移植が広く行われるようになった。それは、欧米では脳死状態になれば、人の身体は「モノ」になるという考えがあるからである。「モノ」になった遺体から臓器を取り出すというのは、「モノ」から「モノ」を取り出すのだから、なんら問題はない。

日本人では、欧米人と考え方が全く違う。日本人は、呼吸が止まり心拍が停止していわゆる三徴候が揃って死亡が確認されても、遺体は「モノ」ではない。だから遺体と心理的に決別するのに、日本の仏教では四十九日という長期間のセレモニーが必要なのである。

日本では、遺体が「モノ」になるのには、時間がかかるのである。もっとも私のように医学教育を受けたものは、理性では遺体を「モノ」と考えるけれども、それは表面だけのことで、心の奥底では、死者の魂は西方浄土に（黄泉の国、常世の国かも知れない）往生して、一年に一度は子孫に会いに還ってくる。そのとき、自分の心臓がなかったら、還って来れなくなる。この意識下に根付いている日本人の生死観が余程変わりでもしなければ、臓器移植はなかなかわが国には定着しないであろう。人間が、自分の死後の世界を考えるようになったのは、旧石器時代からだそうである。旧石器時代といえば、いまから一万年くらい前、日本では縄文時代である。縄文時代から一万年の間に培われた日本人の死体観を、すぐに変えよというのは、無理である。

九　臨死体験

「死」と「臨死体験」

「臨死体験」というのを、この本の項目のなかに加えようか止めておこうかと迷った。というのは、私自身は「臨死体験」に関心は持っているけれども、自分に臨死体験の経験はないし、臨死体験をしたという事例も持ち合わせない。「臨死体験」について書くとなると、どうしても先人の集めた過去の資料に頼らざるを得ないからである。

「臨死体験」は'Near Death Experience'の訳語で'near death'は「死に近い」即ち「死に臨んでいる」ことである。死に臨んでいるとは、次に来るべきものは死以外にない。「臨死体験」は死にかけた体験をしたことで、「死」とは全く違う。しかし「臨死体験者」の記録を読んでみると、実際に呼吸も心拍も停止して、時間が経過した後に蘇生した事例もある。これは「臨死体験」ではなくて、「死亡体験」といてもいいかも知れない。『臨死体験』のなかには、意識喪失と呼吸停止はあったが、心停止は不明の「死に近い」事例も含まれているようである。

「臨死体験」は「可逆性呼吸心拍停止現象」を経験したことであって、非可逆性の停止である「死」とは全く違う。両者は似てはいるけれども、質的に違うのである。慶滋保胤《よししげのやすたね》が書いた『日本極楽往生記』には極楽往生譚はあるけれども、蘇生譚はない。そのころも、いちど死んで蘇生した人もあっただろうけれども、保胤はそれを取り上げてはいない。蘇生譚を取り上げなかったことは、保胤の見識だと私は思う。

『今昔物語集』は、平安時代の末期にできた説話集だが、その第二〇巻には蘇生譚が沢山収められている。なかでも人口に膾炙《かいしゃ》して有名なのは、小野《おの》ノ篁《たかむら》の話であろう。小野ノ篁《たかむら》は、遣唐使小野《おの》ノ妹子《いもこ》の末裔で、日本三筆の一人小野道風は、彼の孫にあたる。

小野ノ篁、三条大臣を助ける

昔、小野ノ篁《たかむら》という人がいた。まだ学問の修行をしているときに、遣唐副使の役目を仮病を使って断った。絞首刑になるべきところを、死一等を減ぜられて隠岐国に島流しになった。その時、西三条ノ大臣で藤原良相《よしすけ》という人が国政を担当していたが、篁《たかむら》のために刑が軽くなるように取り計らってくれた。篁《たかむら》は、このことを、かねてより有難く思っていた。やがて年月が経って、篁《たかむら》は参議となり、良相は右大臣にと出世した。

しばらくして、良相は重い病に罹りしばらくして亡くなった。直ちに閻魔大王の使いに捕まえられて、閻魔ノ庁に連れて行かれた。ここで生前に犯した罪を裁かれるのである。閻魔ノ庁に並んでいる裁判官の中に小野ノ篁《たかむら》がいた。大臣はこれを見て、「これは一体どうなっているのか」と怪しんでいると、篁《たかむら》が笏を手に持って、閻魔大王に「この日本の大臣は、心が真直ぐで、人のためになる方です。この度の罪は、私に免じてお許しください」と、いった。閻魔大王はこれを聞くと、「これは極めて難しいことではあるが、今度だけはそなたに免じて許してやろう」と答えた。そこで篁《たかむら》は、この捕らえられているものに「速やかに還れ」と命令したかと思うと、良相は直ちに生き返った。

それから病気も治まった。やがて、篁《たかむら》はただの人ではない、閻魔ノ庁の役人だということが知れ渡って、みなから恐れられたということである。篁《たかむら》は夜毎京都東山の珍皇寺にある井戸を通って地獄に通っていたそうだ。

立花隆が調べた臨死体験者のなかにも、例えば小森浩さんのように、鍛錬によって、何度も臨死状態に至ることができるという事例もあるから、篁《たかむら》が、何度も地獄とこの世とを往復しても、それは別にあり得ぬことではない。

その後も、死後に蘇生した記録がなかったわけではない。例えば、『吾妻鏡』に、ある武士が天福元年（一二三三）七月二〇日申の刻（午後四時ごろ）亡くなって夜中に生き返り、家族にあの世のことを話したことが記載されている。下って、江戸時代の随筆集『耳囊』には三つの蘇生篁が収められているが、その一つをここに紹介する。

蘇生奇談のこと

文化七年七月のことである。田安家の御馬飼の一人が、激しい吐き気と腹痛とでひどく苦しんだ。脈もだんだん弱くなってきた。同僚のものたちは一所懸命介抱し、医者の往診を頼んだけれども、とうとうそれも間に合わず、終日苦しみぬいて亡くなった。「生前に、せめて薬の一服でも飲ませてやれなかったのが残念だ」と、同僚相集まって上役に相談した。「それも、もっともなことだ」と上役も同情した。

もう亡くなって時間も大分たって、手足が冷たくなってはいたけれども、近くの医師から薬を貰ってきて、それを煎じて、死人の口から流し込んだ。煎じ薬はほとんど口から流れ出て、咽にも少し溜まったようであった。どうせ効き目などありはしまいからと、残りの薬は枕元に置いたままにしていた。

それから二、三時間して、死人が急に息を吹き返した。さあ、それから大騒動である。粥を煮て食べさせるやら、医者を呼びに行くやら、やって来た医者は「これならよくなるかも知れない」といって、それから治療を始めた。

その御馬飼の男は、やがて全快した。

友人たちが集まって「それにしても、一体どうなっていたのだ」と聞いたところ、その男がいうに「初めの苦しかったことといったら、なんともいいようがない。それから気が遠くなって、何か広い原っぱへ出て、向こうの方に歩いていこうと思っていたら、道が二すじに分かれていた。一つは上り坂で、一つは下り坂。下り坂の方は険阻だったので、上り坂の方へ行こうと思った。ふと見ると、本郷辺りに住んでいて、昔付き合っていた娘がいるではないか。私もその娘も、どちらも心細い思いをしていたので、一緒に行こうと、お互いにそのつもりでいたのに、娘が「私は、下り坂の方に行きます」というので、ここで別れた。

ところが今度は、向こうから紅の衣を着たお坊さんがやって来て、「お前は、どこから来て、どこへ行くのか」と、私に尋ねた。私は、これまでの経緯を大まかに話して、「私は死んだのでしょうか」とお坊さんに聞いたら、「お前に、なにか思い残すことはないか」とお坊さんがいう。「なにも思い残すことはありませんが、郷里に両親がいて、ながいこと会っていないせめて生きているうちに、会っておきたい」と話したら、「それでは、帰してやろう」というので、あと戻りするのかと思っていたところ、なにか咽にお湯のようなものがガブリと入ってきて、生き返った。

（根岸鎮衛著、長谷強 校注『耳嚢』（上・中・下）岩波文庫）

これは、鍼医者云栄からの伝聞であるが、「臨死体験」の話として筋が通っている。文化七年といえば、西暦では一八一〇年、『解体新書』の杉田玄白が死んだのがそれから八年後の文化十五年、外国ではショパンやシューマンが生まれた年、わが国では国定忠治の生まれた年である。

これを読んで思うのは、現代の臨死体験と一つも変わらないということである。寒霍乱《かんかくらん》は、嘔吐、下痢、腹痛、苦悶状態などを伴う病気の総称で、日本では熱射病のようないわゆる暑気あたりの状態を指し、現在の中国ではコレラのことである。

とにかくその御馬飼の男は、激しい吐き気と腹痛とで脈も触れなくなった。原因ははっきりしないが、苦しみぬいて、やがて呼吸も止まり心拍も触れなくなって、死亡と診断された。手足は厥冷、嚥下《えんか》反射もない。この状態で数時間経った。死亡したと判断されて数時間経過しているから、一過性の意識消失状態でもなく、居合わせた者は実際に死亡したと確認した。人工呼吸のような救命医療は勿論ないのだから、この状態が何時間も続けば、死亡である。当人は死亡して蘇生するまでの数時間の間に、臨死体験をした。それを鍼灸医の云栄から聞いたのがこの話である。

『耳嚢』の他の二つのうち、一つは、仮死状態を死亡したものと間違えて埋葬、意識が戻って掘り出されたものだし、もう一つは、七十一歳の不二浅間信者が、かねてから「私は六月二十六日に死にます」と預言していて、その日の朝亡くなり昼に蘇生した話である。臨死体験もないし、周囲の状況からして、作り話くさい。

ユングが見た幻像の世界

ユング心理学の創始者カール・ユングは、一九四四年、六十九歳のとき、重い心筋梗塞に罹った。この年には、足の骨を骨折するという災難にもあっている。

ユングの自伝によると、心筋梗塞で意識を失い危篤状態になった。後で、付き添っていた看護婦は、「ユングは『まるで明るい光輝に包まれている』ようで、同じような現象は、死んで行く人に何度か見かけた状態だった」といっている。そのときに見た幻像のイメージが、あまりにも強烈だったので、ユングは死が近づいていたと自分で思い込んでいた。ユングが見た幻像を自伝から引用する。

私は宇宙の高みに登っていると思っていた。はるか下には、青い光の輝くなかに地球の浮かんでいるのがみえ、そこには紺碧の海と諸大陸とがみえていた。脚下はるか彼方にはセイロンがあり、はるか前方はインド半島であった。私の視野のなかには地球全体は入らなかったが、地球の球形はくっきりと浮かび、その輪郭はすばらしい青光に照らしだされて、銀色の光に輝いていた。地球の大部分は着色されており、ところどころに燻銀のような濃緑の斑点をつけていた。左方のはるかかなたには大きな曠野があった、――そこは赤黄色のアラビア砂漠で、銀色の大地が赤味がかった金色を帯びているかのようであった。そして紅海が続き、さらにはるか後方に、ちょうど地図の左上方にあたるところに、地中海をほんの少し認めることができた。私の視線はおもにその方向に向いて、その他の地域はほとんどはっきりとみえなかった。雪に覆われたヒマラヤをみたが、そこは雪が深く、雲がかかっていた。左手の方はまったく見渡すことができなかった。自分は地球から遠ざかっているのだということを、私は自覚していた。

どれほどの高度に達すると、このように展望できるのか、あとになってわかった。それは、驚いたことに、ほぼ一五〇〇キロメートルの高さである。この高度からみた地球の眺めは、私が今までにみた光景のなかで、もっとも美しいものであった。

しばらくの間、じっとその地球を眺めてから、私は向きをかえて、インド洋を背にして立った。私は北面したことになるが、そのときは南に向いたつもりであった。視野のなかに新しいなにかが入ってきた。ほんの少し離れた空間に、隕石のような、真黒の石塊がみえたのである。それはほぼ私の家ほどの大きさか、あるいはそれよりもう少し大きい石塊で、宇宙空間にただよっていた。

（C・G・ユング著、A・ヤッフェ編、河合隼雄訳『ユング自伝―思い出・夢・思想』みすず書房）

この後、幻像はまだ続き、インドの寺院の中での情景などが出てくる。

彼はここで経験し行動し、周りに起こっている全てのものが「私」であり、「私は存在したもの、成就したものの束である」と感じた。この後も病気療養中にユングは何回か幻影の中に身をおくことになるが、彼の多くの著作は、ユング自身も「私にとって仕事上で実りの豊な時期がはじまった。私の主要な著作の多くは、この時期にはじめて書かれた」といっているように、臨死体験といってよい彼の「幻像」が、ユングにいかに大きな影響を及ぼしたか、分かるであろう。

それにしても、人工衛星などなかった一九四〇年代の前半に、一五〇〇キロメートルの高みから地球を眺めて、青かったと感じたのである。それから十五年後の一九六一年、ガガーリンが「地球は青かった」と感動していう言葉と対比してもらいたい。ユングにとっては、このときの光景が重要なのではなく、このときの臨死体験によって、自分の生の世界と死の世界の、あるいは、三次元の世界と四次元の世界の垣根が取れて、心というか魂が、自由自在に往き来できるようになった。それが彼の著作の中に現われてくる。ユングは書いている。「病後、私にとって仕事上での実りの豊かな時期が始まった。私の主要な著作の多くは、この時期にはじめて書かれた」と。

ユングはこの時期から、あるものを無条件にあるがままに肯定し受け入れる気持ちになった。四次元の世界とか、神話の世界とか、死後の世界とかは、現代人の「こころ」が全て否定してしまう不合理の世界であるのに。

『今昔物語』や『耳嚢』の蘇生譚を読むと、現代の臨死体験の内容とほとんど同じなのに驚く。ただ違うのは、それを読む人の心である。昔の人は蘇生譚を素直に受け取ったに違いない。それに引き換え、今の人は、科学に毒されて荒唐無稽な昔話だとしか受け取らない。

科学技術の恩恵を蒙るのはいいけれども、ユングも「合理主義は現代の病である」といっているように、それに毒されてはいけない。私は、人には意識人間と無意識人間とがあって、意識人間は合理主義に偏り、無意識人間は、神話的思考に向かう。「臨死体験」というのは、無意識人間を四次元の世界にいざない、魂の声を聞く力を与えてくれるのではないかと思う。

立花隆『臨死体験』の事例より

立花隆の『臨死体験』という本には、臨死体験をした人の事例が、驚くほどたくさん記載してある。その中の一つ。宗教学者の山折哲雄は、三十歳のころ臨死体験をした。その時のことを、『臨死体験』から引用する。

……光に包まれた自分の意識ですね。そのとき、自分はこのまま死ぬのかもしれない、と思い、でも、それはそれでいいなと思ったわけです。自分がそういう場でそう感じていたということ、それが後になってぼくにとっては大きな意味を持つんです。それまで僕は死というものは恐ろしい世界であると思っていました。……ところがそういう死を嫌悪する意識が、そのときになつてみると、ぜんぜん出てこなかったわけです。

それ以来、死のイメージが変わりました。それまではやはり死の世界と生の世界とは、絶対的に断絶していると思っていました。西欧近代文化の考え方に従えば、そうなるわけですよね。だからぼくにかぎらず、普通の人はみないまでもそう思ってると思いますが。

（立花隆『臨死体験』上・下、文春文庫）

と、山折哲雄はユングと同じように、「臨死体験」の前後で死を拒否する姿勢から、死を受け入れる態度へと変化している。そして、死後にあの世の世界が、この世と同じように存在するのではなくて、何らか意識の連続する「死後」の存在を山折は考える。私は殊更に死後の世界を考えなくてもいいと思う。意識の連続こそ魂、或いは霊魂であり、人が意識したことは、その人の生前の行為と同じように、たとえその人が死亡しても、消えることはない。「臨死体験」をした人は、自分の意識の不滅を感じ取る。だから蘇生後、死生観が変わり死を恐れなくなるのであろう。

立花は山折に、「人間の意識というものは、電気的活動や生化学的変化に還元できるので、臨死体験というのも、脳の中で起きた特異な神経細胞の活動に過ぎないのではないか」と聞いた。

それに対する山折の答えは、

半分以上はそうなんだろうと思います。半分以上、三分の二くらいかな。生命現象というのは、そういう風に説明されるんだろうと思います。やっぱりぼくもそういう近代教育を受けてきましたから、そう思います。だけど、生命現象のあとの三分の一はね、やっぱり闇につつまれてるんじゃないかと思います。科学はどうしたって、科学的に測定可能なものだけからしか説明をつけられないでしょう。だけど、科学には測定できない、目に見えないものが、人間の生命体の中では働いていると思うのです。だから、科学者が何といおうと、彼らにはわからない、闇につつまれた領域があると。そこはやっぱり最後まで留保したいですね。

山折哲雄もそうだったが、「臨死体験」のある人には、「気持ちが落ち着いて穏やかな、安楽な気持ちだ」とか、「なんともいえず、ゆったりとした、安楽でなんの苦痛も不安もない気持ちだ」というように、共通の心理状態になることが多く、多くの人が死に対するする恐怖がなくなったという。研究者によるとこの感覚の変化は、臨死状態に起こった脳の低酸素状態で、脳内エンドルフィンの産生量が増加したからだというのである。

神経伝達物質、エンドルフィン

脳の中での情報は、神経細胞の繊維と、神経繊維と神経繊維との間にあるシナップスとを介して伝わる。神経繊維では電気が伝わると考えていいが、シナップス間は直接繋がってなくて、神経伝達物質によって行われる。神経繊維の末端に刺激が届くと、そこに溜まっていた化学物質が放出されて、伝える相手のシナップスを介して向こうの神経細胞に伝わる。これが神経伝達物質である。エンドルフィンは、いまから四十年ばかり前の一九七五年に発見され、現在では沢山の神経伝達物質も発見され、脳の働きに重要な役割りを果たしていることも分かってきた。

エンドルフィンは、「ランナーズハイ」作用で知られている。「ランナーズハイ」とは、マラソン選手が苦しみながら長時間走り続けていると、気分が高揚して、苦痛が快感に変わっていく。これは脳内でエンドルフィンの分泌が増加するためだといわれている。格闘技で激しい打ち合いの最中に、骨折しても選手は痛みを顔に出さずに試合を続けられるのも、同じくエンドルフィン分泌によるものだといわれている。人が死ぬ前には、脳内に多量のエンドルフィンが放出されるという話もあるから、臨死体験での恍惚状態や過去の体験が走馬灯のように去来するという現象は、これで説明できるのかも知れない。

エンドルフィンは、モルヒネと同じ作用を持っている脳内神経伝達物質である。鎮痛作用があり、これが分泌されると、多幸感をもたらす。脳内麻薬といわれるのも、そのためである。これを動物の子供に与えると、その母親から隔離されても、鳴く回数が少なくなるそうである。

プラシボー効果もエンドルフィンによるものだといわれている。プラシボーは、日本語では偽薬といわれており、患者が疼痛や不眠を訴えるとき、外見は同じだが、実際の薬効成分の入っていない、カプセルや錠剤を投与することがある。これがプラシボー（偽薬）である。プラシボーを投与すると、薬効成分が入っていなくても、鎮痛効果や睡眠効果が見られることが少なくない。プラシボーを与えたときに血中のエンドルフィンを調べてみると、エンドルフィンが分泌されているというのである。ただし、「睡眠薬をあげますよ」とか、「よく効く鎮痛剤を処方しました」といわないで投与した場合はどうであろうか。言葉で「睡眠薬をあげましょう」といって渡したから、エンドルフィンが分泌されたのであって、もし、「苦い薬です。これを飲んでも、眠れるかどうか分かりませんよ」といって飲ませたら、エンドルフィンは分泌されないのではないか。

天台宗の比叡山延暦寺に、千日回峯行という、七年かけて行う荒行がある。七年目には、一日に八四キロメートル歩いて三〇〇カ所の寺院を回る。夜中の十二時に起きて歩き始め、睡眠時間はわずか二時間だそうである。これに耐えた肉体と精神の力が法悦をもたらすのであろうが、生化学的にはエンドルフィンが介在しているに違いない。

ムーディの「かいま見た死後の世界」

「かいま見た死後の世界」は、レイモンド・ムーディの著書 LIFE AFTER LIFE の日本語訳の題名である。ムーディは、バージニア大学の哲学科を出て、三年間哲学科の教師を務めた後、医科大学に進学した。精神医学を専攻して医学哲学の研究をするつもりであったが、たまたま精神科教授の臨死体験の話を聞いたことが、この本を書く動機となった。

ムーディは、一五〇人以上の臨死体験のある人の話を直接詳しく調べたところ、驚くほどの共通点があるのに気付いた。彼はその共通点から、臨死体験を持っている人の「モデル」を、次のように組み立てている。

わたしは①瀕死の状態にあった。物理的な肉体の危機が頂点に達した時、②担当の医師がわたしの死を宣告しているのが聞こえた。③耳障りな音が聞こえ始めた。大きく響きわたる音だ。騒々しくうなるような音といったほうがいいかもしれない。同時に、④長くて暗いトンネルの中を、猛烈な速度で通り抜けているような感じがした。それから突然、わたしは⑤自分自身の物理的肉体から抜け出したのがわかった。しかしこの時はまだ、今までとおなじ物理的世界にいて、わたしはある距離を保った場所から、まるで傍観者のように⑥自分自身の物理的肉体を見つめていた。この異常な状態で、自分がついさきほど抜け出した物理的な肉体に⑦蘇生術が施されているのを観察している。精神的には非常に混乱していた。

しばらくすると落ちついてきて、現に自分がおかれている奇妙な状態に慣れてきた。わたしには今でも「体」が備わっているが、この体は先に抜け出した物理的肉体とは本質的に異質なもので、きわめて特異な能力を持っていることがわかった。まもなく別のことがはじまった。⑧誰かがわたしに力をかすため、会いにきてくれた。すでに死亡している親戚とか友達の霊が、すぐそばにいるのがなんとなくわかった。そして、今まで経験したことがないような⑨愛と暖かさに満ちた——光の生命た——が現われた。この光の生命は、わたしに自分の一生を総括させるために質問を投げかけた。⑩具体的な言葉を介在させずに質問したのである。さらに、わたしの生涯における主なできごとを連続的に、しかも一瞬のうちに再生して見せることで、総括の手助けをしてくれた。ある時点で、わたしは自分が一種の障壁（バリヤー）とも境界（ボーダー）ともいえるようなものに少しずつちかづいているのに気が付いた。それはまぎれもなく、現世と来世との境い目であった。しかし、わたしは⑪現世にもどらなければならない、今はまだ死ぬ時ではないと思った。この時点で葛藤が生じた。なぜなら、わたしは今や死後の世界での体験にすっかり心を奪われていて、現世にもどりたくはなかったから。激しい歓喜、愛、やすらぎに圧倒されていた。ところが意に反して、どういうわけか、わたしは再び自分自身の物理的肉体と結合し、⑫蘇生した。（番号は著者）

（レイモンド・ムーディ、中山 善之訳『かいまみた死後の世界』評論社）

これは、ムーディが面接調査した一五〇を超える事例をもとにして書いたモデルである。

ほとんどの事例はキリスト教徒であるが、仏教徒が多いというか、仏教で葬儀を行うことが多い日本の臨死体験事例と比べてみても、一致している点が多い。ムーディの書いた文中、臨死体験のプロセスに番号を振ってみた。番号に沿って読んでいただくと、臨死場面の現われる様子がよくお分かりではないかと思う。

臨死体験というのは、一般社会で誰もが経験するものを超えているから、それを一般の人に伝える言葉に苦労する。また、臨死場面での対話は、以心伝心という言葉が適当と思われるように、相手の話す言葉が一瞬にして伝わってくる。これも一般の会話と違うところである。多くの人は、臨死体験の早い時期から、心の安らぎと静けさを感じる。「とてもほっとした。痛みはまったくなかった。あんなにゆったりした気分を味わったことはない」という。これは、先に述べたエンドルフィン効果といってもよかろう。

耳障りな音がして、暗いトンネルを潜り抜ける。ここで体外離脱が起こって、ある距離から自分の身体を眺めている。すでに亡くなった親戚や友人の姿が見えて、声をかけてくる。自分の生涯が一瞬のうちに再現されて見える。これまで経験したことのないような和やかな、暖かさに包まれて、その安らかな世界から現世に戻りたくない。「お前はまだこちらに来てはいけない。早く戻れ」と誰かの声が聞こえる。「このままではいけない。早く帰らなければ」と思う。ふと気付くと、家族が私の名前を呼んでいた。

臨死体験を経験した人は、誰でも自分は本当に死から蘇ったと信じている。あそこであのまま引き返さなければ、今頃はあの世界にいるのだと信じている。死の世界を知っているという自信が、死を恐れなくするのであろう。

死後の世界があるのかないのかとか、臨死体験は脳内の生化学的過程によって起こるものか、実際に異次元の世界が存在するのかどうかなどということは、私にとっては問題ではない。臨死現象は恐らく将来、脳内の生化学的過程として解明されるであろうが、それでも人が、魂に祈り、魂を信じることに間違いはない。「魂」という言葉に抵抗を感じる人は、「魂」を「こころ」といい換えても、ちっとも構わない。

十　介護スタッフのメンタル・ヘルス

「医師は病気を診《み》、看護師は人間を看る」

「文藝春秋」二〇一一年十一月号の「辰巳芳子連続対談」に、川嶋みどりさんとの対談が載っている。川嶋みどりさんは、一九五一年から七一年まで日赤中央病院に勤務され、現在は日本赤十字看護大学の教授をしておられる。お二人の「食」についての大へん示唆に富んだ対談なので、どなたにもぜひ読んでいただきたいと思うが、この中に、私ども臨床に携わる医師にとっても、深く考えなければいけない問題があるので、ここで紹介する。

もっとも、今の医療の仕組みと、六十年以上まえに医師免許証を取った私どもとでは、医師や看護師の職業観や行動の仕方も、社会一般の医療についての考え方も随分変わってきたから、昔と今とを一律に比べることはできないけれども、川嶋さんのお話に、私は医師と看護師の役割を、改めて考えさせられた。先ずは、その対談を読んでいただきたい。

川嶋　昔は看護の基本とは「食欲のない方にどうしたら食べていただけるかな」と、一所懸命その方の身になって考えることだった。それがいまは胃ろうとか中心静脈栄養が発達して、看護師が「口から食べる」ことをすごく軽んじるようになっているのが怖いと思いますね。そういった治療技術がないと、いのちがつながれない方もいらっしゃいますから、もちろん必要ではあるのですが……。

辰巳　ここまでのお話をうかがっていると、食べるということに対する考え方が、医師と看護師とでは根本的に違うような気がいたしますが、いかがでしょうか。

川嶋　お医者さんにとって、食事とは、生理学的にも「どう咀嚼し、嚥下し、消化し、吸収し、代謝し、排泄するか」というメカニズムが中心なんですよ。また、病気と食事に関しては、この病気の場合は何をどれだけ食べさせたほうがいい、何は食べさせてはいけないということを、栄養素とカロリーの観点から論じてきました。

（……中略……）

で、ここで何をいいたいかというと、看護の場合は、何よりも人それぞれに違う食べる環境を整えて、本当に「ああ、美味しい」と食べてもらうことに一つの目標がある。できるだけ健康なときに近づいた状態で食べることによって、生きる力を引き出すのが、看護の基本的な姿勢なんです。

（……中略……）

端的にいえば、お医者さんは病気の部分をみるのに対し、看護師はとにかく人間全体を見るということです。それぞれの患者さんの歴史を掘り下げて探りながら、「全人的」にケアしていかなければならないんです。

（「辰巳芳子連続対談」「文藝春秋」二〇一一年十一月号、文藝春秋社）

私には異論があるけれども、日頃医師に感じていることを、そのまま率直に指摘している発言だと思った。近頃は、「医師はキュア（治療）を、看護師はケアを担当する」と、医師と看護師の役割分担があたかもはっきりとしているようにいわれる。川嶋さんもそのことを踏まえて、「医者は病気の部分を診《み》、看護師は人間全体を看《み》る」とおっしゃったのであろう。

しかしながら、これはプロフェッショナルである医師、看護師の側からの考えであって、病人にしてみれば、いま罹っている病気さえ早くよくなりさえすれば、また、この痛みが楽になりさえすれば、治してくれるのが医師であろうと看護師であろうと、関係ないわけである。今のように治療技術が進んで複雑になり、その手技を身につけるために、長時間の修練が必要になってくると、その専門職の道を選んだ医師は、どうしても一種の技術屋にならざるを得ない。だから結果として「医師は病気を診、看護師は人間全体を看る」ということになるので、だからといて、「医師はキュアだ」と割り切れるものでもあるまい。

神戸で内科を開業している山本喜三郎君は、十年以上まえから、マイケル・バリントの考えを広めている。バリントは、精神分析医や心身医学専門医の間ではよく知られたイギリスの医師で、「臨床医の日々の診療のほとんどは、患者と医師との間の言葉のやり取りであるが、そこでは医師の偏らない柔軟な心の状態があって始めて、患者のために役立つ診療ができる」というのが彼の考えである。

よい臨床家であるためには、患者の身体の障害だけではなく、その「こころ」の癒しにも手を差し伸べることができなければならない。それには、日頃から医師や看護師のメンタル・ヘルスに留意し、医師の自我の確立がなければ、十分な診療はできないと彼はいう。そのために医師はどんなことを学べばよいかということを、山本医師は説いて回る。

その山本君が、「私が医者仲間にバリントの話をすると、医者たちは、『それは、ナースの問題ではないの』といって、関心を持たないのだよ」といって嘆く。やはり医者たちは、「医師はキュアだ」と思っているのであろう。

ケアに携わるには、医師、看護師の他、臨床心理士、ソーシャル・ワーカーなど多くの職種があるが、終末期にいちばん患者の身近に接する機会が多いのは、なんといっても看護師である。病院というところは、病気を治療する施設だから、治療のために、患者に対するいろんな禁止事項がある。この頃は、病衣までユニフォームである。特別な病気以外は、なにも入院患者がみな、同じ病衣を一日中着ていなくてもよさそうなものだが、病衣を着ただけでも、患者にはストレスになる。病院生活で溜まったストレスは、患者の意識下に押し込まれて、スタッフ殊に看護師に向かう。

感情労働

看護師の仕事は、しんどいものである。医療技術が進むと、それに合わせて看護の仕方も変わる。患者のほうは、感情がきわめて不安定で、自分の病気のことしか考える余裕はないから、看護師は患者の心の動きを常に気を配っていなければならない。しかも、看護師はかなり肉体を酷使するし、自分の感情は絶えず抑制しながら、相手を受け入れることが使命である。

以前から、肉体労働、頭脳労働という二つの分け方があって、頭脳労働の中でも、人間の感情の動きに重点を置く労働は、仕事が終わっても感情的負担が大きく、自分の仕事が完了したという感覚を持つことが少なく、なんとなしに達成感がない。それが毎日重なると、次第に大きなストレスになっていく。さらに、ケアの仕事というのは、相手の言い分を聞き、適切な答えを出してアドヴァイスするというのではなく、ほとんど一〇〇パーセント受け入れて、相手に満足してもらわなくてはいけないのだから、問題は難しくなる。その上、仕事の上で溜まった感情的フラストレーションは、休憩とか休暇をとれば解決するというものではなく、ストレス対策というようなものが制度として決まってはいなくて、ほとんど看護師個人で解決しなくてはいけないのだから、その対策は大へん難しい。

もともと、この感情労働という言葉は、ホックシールドによって提唱されたもので、航空機の白人女性乗務員を典型的な感情労働者として論じられたものであるが、看護師の業務はより典型的な感情労働といってもよいものである。

看護師の業務のなかでも、ターミナル期のケアは、一般的な看護業務に比べて特に感情的負荷が大きく、仕事から解放された後も、達成感や充足感が少なく、精神的ストレスやフラストレーションの原因となる。それが無意識のうちに家庭内に持ちこまれて、家庭内葛藤のもとにもなる。

感情労働といわれるものでは、患者――看護師関係を思い浮かべてもらえばお分かりのように、そこで働く人の態度や会話が、相手によい結果も悪い結果ももたらす。病院でいうなら、医師や看護師の技術は勿論、性格や適応性も大きく評価される。しかも、彼らには、絶えず感情のコントロールや抑圧が強いられるのである。看護師についていうと、治療や処置については感情はいらない。感情を抑圧してもできるし、無感情でできるものである。

一方、患者は常に感情的に反応するものである。ケアする看護師は"one of them"に対してだが、ケアを受ける患者は常に"only one"を求める。患者は、医療者(医師・看護師)に依存するが、それを実際に受け止めているのは看護師だけのようである。患者は自分が病人だということで、健康な医師や看護師に、意識下に依存と敵意の二つのアンビヴァレントな感情を持つ。特に、ターミナル・ケアに当たる看護師の九八パーセントが精神的負担を感じているという統計が示すように、ターミナル・ケア勤務の看護師に与える感情的影響は大きい。若い看護師であれば、その人間形成にも影響する。

特にターミナル・ケアに携わる看護師は、他の病棟以上に患者や家族に対して「よい」看取りとなるように、彼らの意を汲んでケアしなければならないから、患者や家族が「何を求めているか」敏感に感じ取らなければならない。それには、持って生まれた性格によることもあるし、看護師を続ける間に、経験と訓練によって身に付くこともある。看護師は、「死」という人生最大のフラストレーションに悩む終末期の患者・家族と、日常的に密接に関わり、強く影響されながら、日々に成長していく。場合によっては、ストレスフルな職場環境のなかで、かえって精神的感覚が麻痺して、抑うつや引きこもりになることもないではない。

ターミナル・ケア

いま私は、ある老人施設で仕事をしているけれども、老人施設はあくまで「介護」のための施設である。看護師の仕事は「ケア」だというが、「ケア」と「介護」とはかなり違う。「介護」は、老人のニーズに応える（いや、老人のデマンズ（要望）に応えるというべきか）業務であり、「ケア」は病気の治癒を目的とした行為である。ところが、病人がターミナル期になると、「ケア」の内容は老人施設の「介護」に近づいてくる。もっとも、「介護」も「ケア」も、英語では"care"だから、言葉としては同じだが、その内容はかなり違うものである。入院すると、治療を成功させるために、患者は多くの生活の上での制約を受ける。「ケア」も医療上の制約に従って展開される。しかし患者がターミナルの時期になると、医療は"ordinary"の範囲を超えることはなく、その処置が患者に苦痛をもたらす場合には、体温測定のような簡単な処置でさえ省かれる。このことが、「キュアは医師、ケアは看護師」といわれる理由で、医師は決して「ケア」に無関心だというわけではないことを、分かっておいてもいらいたい。

ターミナルの時期にある患者のケアについて、しなければいけないことが四つある。第一は、なんといっても身体の苦痛をなくすることである。緩和ケアではこのことが重視される。次は、心の問題。三番目は、家族を含めて患者を取り巻く社会のなかで、不安のない生活を保つことである。

一九五〇年（昭和二十五）頃、私たちは研究会で、"psychosomatic medicine"のテキストを取り寄せて、輪読をしたことがある。今の心身医学である。その研究会は、集る人数は少なかったが、後には社会心理学の本を探してきて、翻訳したこともある。病人は、身体の治療だけでは駄目で、心理的にも社会的にも、問題を抱えている。だから医療は、"socio－psycho－somatic"でなくてはならないというのが、私たちの考えであるが、ターミナルの患者は、その三つに加えて、第四に霊的というか、宗教的問題を抱えている。だから患者は、意識していると意識していないとに関らず、その解決を看護師に求める。例えば、患者が不眠を訴えるとき、睡眠薬を投与すればそれで解決す問題ではなく、不眠の原因が死後の世界はあるのかという不安によるもので、看護師がそれになんらかの解答を与えなければ、不眠は解消しないということもある。そのことを、看護師は患者の「眠れない」という訴えから読み取らなければならないだろう。

ケアしながら、看護師の患者に対する意識は、変化していく。それは、患者を拒否する方向に向かうこともあるだろうし、受け入れて同化することもある。ケアの専門家である看護師は、この「患者――看護師」関係を望ましいものでありたいと努力する。ここでは、末期ガンの患者を担当した、ある看護師の事例を紹介する。

ターミナル期、看護師の意識変化

宮部登美子さん七十六歳は、性器出血と不整脈の発作で、S大学病院に緊急入院した。不整脈は、入院後に間もなく治まったけれども、性器出血の原因は進行した子宮肉腫で、摘出はしたけれども、生命的予後は、後三カ月くらいだろうということであった。主治医は、そのことを家族には告知したけれども、患者本人には、病名の告知だけに止めた。

宮部さん担当の看護師である山本さんは、手術が終わってからのある日、宮部さんが主治医の診察を受けた後、一時間半ばかり部屋に帰ってこなかったことが気になっていた。宮部さんは入院してから手術後も、年齢よりは若く見えるし、考えも前向きの積極的な女性だった。夫を早く失ってはいるものの、娘夫婦と孫たちに囲まれた、幸せな老人といってよかった。

その日、看護師が宮部さんの個室を訪れて、「宮部さんどこに行ってたの」と聞くと、いつもと違ってはっきりした返事が返ってこなかった。「肉腫て悪い病気なのでしょう。私、もう長くないかも知れない」とポッンといった。

山本看護師は一瞬返す言葉に詰まった。「宮部さん、元気を出してよ。明日はまたお孫さんが、美味しいものを持ってくるわよ」と答えたが、宮部さんが精神的に落ち込んでいる様子を見て、山本看護師もかなりのショックを受けた。山本看護師は宮部さんの気分の変化を看護師長に報告しながら、「なんとか宮部さんの気分を変えたい、そのためになにか個人的にでも、力になってやりたい」と思った。

山本看護師は勤務を終えて自宅に帰った。先に帰宅していた夫に、「なんとか力になってあげたいけど、どうしたらいいのだろうか」と相談した。夫はただ一言「話を聞いてあげるだけで、いいのじゃあないか」といった。

翌日、宮部さんは、いくらかもとの明るさを取り戻したようだが、思い過ごしかも知れないけれど、なんとなしにふさいでいるようだ。看護師も、宮部さんの病室にいっても、なんとなく居り辛い気持ちで、早く病室から離れたくなる。

山本看護師は、宮部さんの事例を病棟のカンファレンスに出して、同僚のアドバイスを受けると同時に、自らも勤務明けなどに病室を訪ねて、「今日は気分どう」など簡単な会話に努めた。何日かたって、宮部さんは山本看護師を「俊子さん」と名前で呼ぶようになった。

話す内容も、それまでにはなかった家族のこと、自分が若かった頃の思い出、亡くなった夫のことなど、話題も広くなった。看護師と見舞いにきた家族との会話も多くなった。やがて、山本看護師は、宮部さんが、退院して自宅に帰りたいと希望しているがどうだろうかと、家族から相談された。手術後は経過も順調で、疼痛その他の症状もなく、小康を得ているので、退院してもいいことになり、いまは娘が、宮部さんの退院に備えて準備をすすめている。

この記録を読んで、私は患者とその担当看護師との心の動きに注目した。婦人科手術を受けた後、自分の病気が重症であることを告知された宮部さんは、精神的に大きなショックを受けた。それを見て、看護師の山本さんは、「放つて置けない、なんとかしてあげたい」と思った。しかし、どうしていいか分からない。「なんとかしたい」という気持ちが、「ケア」の第一段階であろう。しかし、宮部さんについては、なんの情報も持たない看護師の山本さんは、どう取組んでいいのか分からない。そこに「話を聞いてあげるだけでいい」という夫のアドヴァイスがあった。

私は、夫のこのアドヴァイスはとてもよかったと思う。山本看護師は、宮部さんのことはなにも分からなくとも、自分のほうから積極的にアプローチしようと思って、患者に声をかけた。これは第二段階といってもいいかも知れない。しかし、山本看護師はこの段階で、自分の積極的な働きかけが、患者の宮部さんに、受け入れられるかどうかは不明である。宮部さんが自分を受け入れてくれたと感じた山本看護師は、上司のアドヴァイスや、カンファレンスで得られた知識などを取り入れながら、患者と家族に接しつつ、ケアを続けた。これは、「ケア」の第三段階といってよいだろう。

「自分の気持ちが患者と家族に分かってもらえた」ということは一つの感動であり、「ケア」は自然に行われ、そこに違和感はなくなる。患者と看護師の「同一化」といってもいいかも知れない。一般的な病棟では、このような人間関係のサイクルを、意識して繰り返すことはないが、ターミナル期や、ガン告知後の患者では、看護師は患者の心の動きを特に意識しておかなければならない。

ターミナル・ケアというのは、看護師がどんなに一所懸命に取組んでも、結果は「死」でしかない。それが喪失感ともなり、看護師のストレス、フラストレーションとして、意識下に蓄積される。

看護師のストレス

考えてみると、医師の仕事と看護師の仕事とは、医療技術の上では緊密に連係しているけれども、情緒的には昔に比べて、案外疎遠なのかも知れない。医師の医療処置は、ほとんどが看護師なしには、実施できないと思うが、看護師の所謂「ケア」については、医師はほとんど知らないのではないだろうか。

今はどうか知らないが、毎日勤務交替のときに行われる看護師の「申し送り（正式には何というのだろう）」に、医師はタッチしたことがなかった。患者一人ひとりの、心の動きや、主治医に対する不満、治療についての不安、家族の心配など、日常の診療では読み取ることはできない、しかも主治医として知っておきたい情報が、看護師の「申し送り」のなかにかなり報告されているはずである。医師もこの情報を有効に利用しない方法はない。

ターミナル・ケア病棟や緩和ケア病棟は勿論、ポスピスでは医師と看護師とのコミュニケーションは緊密に行われているであろうが、そのベッド数はまだ少数で、多くの患者は一般病棟で死を迎える。わが国では、死亡する人の八〇パーセントが病院でその最後を迎える。だから数字でいえば、一般病棟で死を迎える人のほうが多いのである。

ターミナル・ケアのために準備された病棟で仕事をするケア・スタッフは、その心構えも違うし、患者も家族も「ターミナル」ということを意識しているであろうから、看護師は仕事に集中しやすい。ところが、一般病棟では様相が全く異なる。病院は患者にとっては、病気を治すところであり、退院することは、病気から解放されることである。死亡して退院するなどということは、患者の意識のなかにもないし、そんなことを家族は思ってもいない。「死」という言葉はタブーでさえある。

入院している病人の状態が悪化して、これはターミナルの状態だと医師が判断すると、病人はなるべく他の患者の目に付かないように、スクリーンで隠されて個室に移される。看護師の精神的ストレスはなにかと聞いてみると、この病室が変ることを先ず挙げる。それがターミナル・ケアの始まりだからであろう。一般病棟では、入院患者の医療処置や臨床検査に追われて、患者のターミナルについてゆっくり考える暇はないが、突然ターミナルの患者に対応せざるを得なくなることは、決し珍しいことではない。そしてその患者が死亡すると、その看護体験を振り返る暇もなく、次の患者の医療処置が待っている。だから看護師は、一人の患者の死によって、自分がどれだけ精神的ダメージを受けたかを、深く感じることも考えることもないまま、その体験は意識下に置き去りにされてしまう。

看護師の精神的ストレスはなにかと聞くと、患者の死亡という答えが返ってくる。私はこれを、看護師に共通な一つのステレオタイプの答えだろうかとも思ったが、そうではない。患者のターミナル期の病状の変化に接することや、ターミナル患者の治療に関わることや、ターミナル患者の採血や処置なども同じように看護師にとって、大きな精神的ストレスとして挙げられている。また、病名を告知されていない患者から「私はなんの病気でしょうか」と病名を聞かれることも、看護師の大きなストレスになる。このようなことは、病名告知をすましておくとか、何故告知しないのか、その理由を看護師と共有しておくなど、主治医の配慮によって、かなり解消できるものである。

看護師は、ガンの告知をした患者の病室から、足が遠のくということもある。看護師は、ターミナルにある患者に向かって、多数ではなく独りで患者の話を聞かなくてはならない。

時には、患者に嘘をいわなければならないこともある。死に直面した患者は、怒りや恐れ、孤独感、悲嘆、絶望と向き合いながら、それをそのままの言葉ではなく、違った表現で訴える。それを意識して、患者が訴える本当の意味を感じ取って対応できればいいけれども、患者の訴えの意味が分からなかったり、また、分かってはいるが適切な対応の仕方が分からずに戸惑ったりすると、患者自身が満足しないだけでなく、それが看護師の心の傷として残る。

多くの看護師はケアの場面で、精神的ストレスになるような感情変化を感じつつ、その感情を意識化し、適切に対処しながら、同時にその場面を振り返って次の行動に移るという、心のなかのプロセスを繰り返しているのだが、場合によっては、それらの心の動きが全く自覚されないままに、意識のなかに閉じ込められてしまって、未解決のままに残されると、それが患者と看護師との間に溝を作り、看護師は患者を無意識に避けようとする。

チームでケアしている場合は、このような看護師の心理的負担をグループで解決しておかなければならない。チームのなかで、ケアについての考え方が、他のスタッフと違っていたり、医療チームのなかの摩擦も、看護師の精神的ストレスとして残る。

バーンアウト症候群

どんな形であれ、看護師の精神的ストレスが解消できればいいのだけれども、それが解決されぬまま意識下に蓄積されると、その看護師は仕事への意欲を失い、一種の心因反応を起こす。バーンアウト（燃え尽き）症候群である。

ターミナル病棟では、どんなに一所懸命に心を尽くしてケアしても、患者は亡くなってしまう。一般病棟でも、患者が亡くなる場合はそうである。どんなに手を尽くしても、救命できない。患者の寿命は決まっていて、運命の神が介護努力をあざ笑っているようでもある。

介護に疲れた看護師は、自分の仕事に対して空しさを感じ、心身ともに疲れ果てて、意欲を失う。バーンアウトは、看護師や教師、ケース・ワーカーなど、職業への献身が美徳とされる職業に多い。どんなに努力しても結果がそれに伴うとは限らず、従って努力に相応した評価が得られないことがある。せめて努力相応の報酬でも確保されるのであればいざ知らず、経済的評価はそれに伴わない。バーンアウトは、無力感、無感動を起こし、これまで完全主義、頑張り屋だった看護師を、無気力な心身症にする。アルコールや薬物依存症にもなりかねない。

燃え尽きる看護師

ケアの仕事は、看護師の努力とその結果とが平行しない。ときには、努力すればするほど、逆の結果が出て報われないこともある。特に、ターミナル期にある患者のケアでは、往々にして、看護師に対する期待度は大きいけれども、結果は自分で満足できるものとは限らない。看護師は繰り返し意識下に蓄積される、慢性的な疲労感に気付かない。それが看護業務を無気力にし、看護師の注意力を散漫にする。時に考えが纏まらず、看護の場面で決断ができない。患者に対しても、投げやりな対応をするようになる。

身体面では、不眠や頭痛、疲れやすい、食欲の低下、胃の痛み、吐き気、心悸亢進《しんきこうしん》、血圧の上昇、などが起こり、胃潰瘍、高血圧症などの心身症に進展することもある。さらには、過食、肥満症、たばこやアルコール類の増量、アルコール依存症も決して無関係ではありえない。

そして、看護業務の達成感も低下して、「引きこもりにもなりかねないのである。勿論、これらの病的な状態に陥るには、その看護師の人格（パーソナリティ）も大きく関わっているのだけれども、日頃から、看護師とはなにか、ターミナル・ケアとはどんなことかなどについて、十分に理解しておくことが大切である。

バーンアウトの現われ方

バーンアウトに陥ると、行動面でどんな状態が見られるか。「ヒューマン・グロウス・センター」の吉本武史所長は、バーンアウトの現われ方を、次のように纏めておられる。

情緒的消耗感

一、「こんな仕事、もうやめたい」と思うことがある。

二、一日の仕事が終わると「やっと終わった」と感じることがある。
三、出勤前、職場に出るのが嫌になって、家にいたいと思うことがある。
四、仕事のために心にゆとりがなくなったと感じることがある。
五、体も気持ちも疲れ果てたと思うことがある。

脱人格化
一、こまごまと気配りすることが面倒に感じることがある。
二、同僚や患者の顔を見るのも嫌になることがある。
三、自分の仕事がつまらなく思えて仕方のないことがある。
四、同僚や患者と、何も話したくなくなることがある。
五、仕事の結果はどうでもよいと思うことがある。
六、今の仕事は、私にとってあまり意味がないと思うことがある。

個人的達成感の低下
一、我を忘れるほど仕事に熱中できることがない。
二、この仕事は私の性分に合ってないと思う。
三、仕事を終えて、今日は気持ちの良い日だったと思うことがない。

四、今の仕事に、心から喜びを感じることがない。
五、仕事が楽しくて、知らないうちに時間が過ぎるということがない。
六、我ながら仕事をうまくやり終えた、と思うことがない。

日常生活で、看護師が燃え尽きるとき、行動がどんなに変わるか。自分で振り返ってみると、「私にもこんなことがある」と気付くこともあるだろうし、上司や同僚が「あの人、この頃少しかわってきたわね。どうしたのかしら」と気付くこともあるだろう。誰にでも起こりうるバーンアウトを自分だけのものにしないで、誰かに訴え、どこかに駆け込むのは、ちっとも恥ずかしいことではない。

ケア・スタッフのメンタル・ヘルス

これまで、看護師の精神的ストレスやバーンアウトのことを書いたけれども、これはなにも看護師に限ってことではなく、ターミナル・ケアを仕事としているスタッフ全般に通じるものである。

一般の社会では、特にバブルが崩壊した後、企業の成果主義が激しくなり、職場での精神的ストレスが増大、うつ病などの適応障害が多くなる時代的背景の下に、働く人のメンタル・ヘルスが重視されて、その対策が考えられるようになった。

一般社会から見ると、医療機関は医師と看護師という、メンタル・ヘルスについても専門教育を受けた専門職が主宰する職場であるが、医療技術が進歩し、専門化が進むとともに、一般社会の、医療に対する要求水準が上がってくると、医師や看護師に、これまでとは違った精神的ストレスや、それに伴うフラストレーションを生み出すこととなった。特に、患者がターミナルの時期に、そのケアの主役となる医師や看護師には、絶えず人の生死と直面して、その最後を看取らなければならないという重要な「仕事」が課せられている。

自分を強い職業人と思うな

看護師は、自分を強い職業人と思わないことである。患者の死に直面して、悲しむこともあるだろう。時には逆にほっとして、よかったと感じる気持ちもあるのではないだろうか。それを悩まないで、率直に受け入れることである。その気持ちの変化を、同僚でもよい、先輩の看護師にでもよい、上司でも医師でもよい、どの相手が一番いいか、その時々によって違うかも知れないが、話して意見を聞くとよい。

今までは、自分はしっかりした看護師だと誇りに思っていたかもしれないが、人は何時も同じ状態でおれるものではない。自分の殻の中に閉じこもって、孤立してはいけない。看護師だって、人から支えてもらわなくてはいけないのだ。支えられ方にも色々ある。自分で思いっきり感情反応を示すのも一つの方法だろう。グループ・ディスカッションやカウンセリングで癒されることもあるかも知れない。休暇をとったり、リクリエーションでなにかに熱中する方法もある。いちばんいいのは、報酬として金銭で支払われることだが、日本では感情労働が報酬として評価されることはほとんどない。

フラストレーションを持ち帰るな

病棟など職場のストレスやフラストレーションを家に持ち帰るなとは、いつもいうことだが、これは案外難しい。家まで持つて帰ると、ついイライラして、家族や子供に辛く当たったり、家の中での行動が雑になったりする。それが夫婦断絶の原因にもなりかねない。

本人には、その原因が、今日のあの患者のケアに問題があったからだと分かっていても、家族はそれを知らないから、「なんでうちのママ、今日は機嫌が悪いのか」と思う。そのうちにストレスは忘れられるけれども、フラストレーションとして意識下に残る。時に看護師は、同僚や友人にメールやケイタイで鬱憤を晴らす。しかしこれは、ストレス解消に余り役に立たない。

飲む酒量が増えることもある。勝負事に熱中するともある。しかし飲酒量を増やしたり、ギャンブルにのめりこんで、一時はフラストレーションを忘れても、それだけのことで、なんの解決にもならない。酒を飲んで楽しむのはいいけれども、酒や勝負事に逃避してはいけない。

先に挙げた武井麻子教授によると、欧米のホスピスにはscreaming roomというのがあるそうだ。「叫びの部屋」である。防音装置のしてある部屋で、看護師たちはこの部屋の中でなら、防音にしてあるから、なかで思いっきり泣き叫ぼうと、大声で上司の悪口をいおうと、外には聞こえない。これで一時的にせよ、精神的ストレスから解放されて、帰宅できるというわけだ。

また、ターミナル・ケアに携わる看護師は、担当している患者が何人か亡くなると、まとまった休暇をとるという決まりがあるそうだ。このように、メンタル・ヘルスを保つための方法が制度化されているということを私は知らなかった。わが国でも早急に取り入れなければいけない。ターミナル・ケアに携わる看護師は、ゆとりある平常心をもって、ケアに当たらなければならない。そのためには、メンタル・ヘルスを維持するための方策を制度化することが是非必要である。

意識化への四つのプロセス

先に、職場のストレスを人に聞いてもらえといったが、これには一つのプロセスがある。人に話すには、言葉にしなくてはいけない。それには、今日あった出来事を、思い出さなければならない。それが第一のステップだ。

「思い出す」というのは、意識のなかから今日の出来事を引き出すことだ。そのなかには、精神的ストレスの原因として、意識の奥深くしまいい込んだものもあるから、それも思い出す。

思い出したことを言葉にすると、いくらか客観性を帯びてくる。これは第二のステップだが、しかし言葉はすぐに消え去る。意識して言葉にしたものを、文字に書いてみる。これが第三のステップ。意識したものを文字で文章にしておくと、意識は客観化される。それを自分で読んで確めることもできる。人に読んでもらうという方法もある。破って捨てるか、燃やしでもしない限り、消えることはない。

精神分析で日記分析という手法があった。日記を治療者に送って、精神分析治療を受ける方法である。看護師はその自分の記録を、第四のステップとして、他の文献や著作と比較検討し、自分の経験したことに批判と評価とを加えて、自分の看護の記録として完成して欲しい。そこで初めて、自分の体験が職業のなかで生かされ、職業人として一歩前進するのである。このプロセスは、看護師だけでなく、医師も、臨床心理士も、ケース・ワーカーも、無意識の中でやっていることである。忘れ去ったストレスを意識化することによって、看護師は、ターミナル・ケアの専門職として、一歩進むのである。

ストレスのセルフ・ケア

精神科医である、東京医科歯科大学の中村俊規教授は、看護師のストレスに対するセルフ・ケアの必要性を説いておられる。よい医療サービスを行うためには、医療スタッフに余裕がなければならないという。そのための「ストレスのセルフ・ケア」である。次に紹介する。

簡単ストレスマネジメント

生活面

○よい水、よい空気、よい食事……できるだけ新鮮な水、空気を心掛ける。新陳代謝の停滞を防ぐため、食事も常温で腐らないような食材や防腐剤の多いものはさける。バランスの取れた食事を心掛ける。

○九一%よい姿勢……一〇〇%よい姿勢はきつい。少し怠けて九一%よい姿勢を心掛けよう。これを大切にすると年取ってから腰痛に苦しまないですむというおまけもつく。

○習慣化……大変なことほど、習慣にする。

○良い姿勢・良い呼吸……もっとも簡単には次のとおり。良い姿勢をして、深呼吸を三回する。で、新鮮な水を一杯をグッと飲み干す。これだけで、すぐすっきりしてくる。

思考面

○語尾を肯定語に……「清拭しなきゃ駄目」じゃあなくて、「清拭したほうがいい」くらいの余裕をもつ。これはほかのスタッフに対してだけでなく、自分に対しても同じである。

○"must"が目立ったら、"can""want""like"で考え直してみる……「間違いなく完璧にやらなければ」と思ったら、「できるか」「そうしたいか」「好きか」と自分に訊いてみよう。○が二つ以上あればOK。なければ、一旦引いて考え直したほうがよい。これをやっていると、自分の好き嫌いがわかってきて気持ちに無理をしないですむ。

○マイナス思考の勧め……日ごろ陥りがちなマイナス思考のなかにこそ、良い・悪いではない「力」あると考えよう。せめて、「患者力」に匹敵するような「人間力」を自分のなかに確めよう。そして、一日の終わりに自分自身を褒めてあげよう。リフレーミングの出番である。

ケアの仕事は、ケアする人に心の余裕がなければ、患者に喜ばれるケアはできない。それは、医師も看護師も、それ以外のケア・スタッフも同じである。ケアのヴェテランになることは必要であるが、必ずしもいいとは限らない。

ヴェテランは、自分の考えを患者に押し付けることもあるからだ。よく「初心忘るべからず」という世阿弥の言葉が引用される。これは「物事を始めるときの心構えを忘れるな」という意味に使われているが、それは間違いで、「芸を習い始めた頃の、未熟だった自分を忘れるな」という意味である。ケアの仕事では、あの未熟だった若いころの自分にかえることも必要である。それが今のあなたの、メンタル・ヘルスに繋がる道でもある。

ケア・スタフのためのタナトロジー

いま自分はどんな仕事をしているのか、自分がしている仕事の意味や、その仕事のなかの自分の役割を知っておくことは、メンタル・ヘルスを保つためには、大へん大切なことである。いかに医療や看護の技術が進歩したとはいえ、人は必ず死ぬものだ。殊にケア・スタッフの職場であるターミナル病棟やホスピス或いは一般病棟でもターミナルを迎えようとしている患者にとっては、日々体力は衰えて行き、残された生存期間は、一日一日と減っていく。

進行ガン末期の患者は、抗癌剤や放射線治療、免疫療法など、色々な治療が行われ、ケアするものも、患者自身もその治療法に心を奪われて、直ぐ身近に迫っているその終末に気付かない。いや、気付かない振りをしている。また、たとえ医療によって延命効果を得られたとしても、それによってさらに多彩な症状で患者は苦しめられるものである。

その出現する症状に対して、患者は新たな不安や恐怖などの葛藤を生ずる。ケアを担っている医師や看護師は、患者の不安を癒そうとして、その場限りのごまかしの病状説明をし、それがまた患者の不安を倍加する。

本当なら医師や看護師は、患者が訴える不安や苦悩の原因を理解して、患者と共に悩み、その不安を共に乗り越えていこうとするケアがなければならないのだが、医療スタッフ自身も目前に迫っている「死」から逃れたくて、患者の不安を和らげるどころではない。ケア・スタフにタナトロジー(死学)が必要だというのは、それによって職業人として、「死」に直面した教育を受けることによって、ケアしている患者の苦悩に冷静に向き合えるからである。

私たちは、「死」を体験することはできない。しかし死にゆく人を看取らなければならないし、「死」を身近な問題として考え、人の「死」について考え、来るべき「死」についての心構えをもつことは可能である。上智大学のアルフォンス・デーケン教授は、「死への準備教育」について、知識のレベル、価値観のレベル、感情のレベル、そして技術のレベルの四つの観点から行わなければならないといっている。

知識のレベル　ケア・スタッフは、タナトロジー(死学)の研究の成果について学ぶことである。それによって、死へのプロセス、ターミナル・ケアの方法、死の意義、告知、安楽死、自殺、宗教、民族と生死観、死後の生命などを知ること。

価値観のレベル　これによってスタッフは、生死についての自分の考え、価値観が変わるかも知れない。末期患者の延命、積極的、消極的安楽死の是非、死の判定、脳死と臓器移植、などについての自分の考えを問いなおす。

感情のレベル　「死」について、私たちは理屈抜きに、いろいろな感情をもっている。例えば、ある看護師は、ターミナルの患者のいる病室に足が遠のいた。原因は、彼女の死に対する異常ともいえる恐怖心からであった。ある医師は、患者にガンの告知をためらった。これも、医師自身の死に対する異常な恐怖心によるものだった。専門職として医師や看護師は、死に対する自分の個人的な感情を乗り越えなければならない。

技術のレベル　医師や看護師は、死にゆく患者と触れ合う技術を身につけなければ、専門職として生きていけない。ターミナルの患者と旨く接触する術が、生まれつき身に備わっている人もある。そうでなければ、触れ合う技術を学んで、身につける以外にない。

聖路加看護大学教授で宗教家の井原泰男氏は、ある時一人の患者に会って話を聞いてくれるようにと頼まれた。患者Mさんは六十歳、肝臓ガンの末期状態で、黄疸も現われていた。Mさんは井原氏に、「助けてください。夜になると死霊が部屋の隅に現われて、『おいで、おいで』をするのです。わたしはベッドの柵をにぎりしめて、行くまいとするのですが、気が付くと死にたいという思いに駆られて、病室のバルコニーから身を投げ出したくなるのです。夜は一睡もできませんし、気が狂いそうです」と、憔悴しきった面持ちで訴えた。

井原氏は、Mさんの死霊におびえ、自殺への衝動に駆られる恐ろしさは分かるような気がすると答えて、Mさんのこれまで歩いてきた道を知りたいといった。Mさんは井原氏に、海外で苦労したこれまでの人生について語った。その二日後、井原氏がMさんの病室を訪ねたところ、「あれ以来、死霊も現われず、よく眠れるようになりました。家内にも家に帰って休むようにいいました」と明るい顔で答えた。Mさんの話は、夫人もその時初めて聞いたのであった。

その後井原氏は、Mさんが入院していた病棟の主任看護師から、「Mさんは、『私のいったことを、信じてくれた人がいた』といって喜んでおられました」と報告を受けた。

Mさんが死霊に脅かされたり、自殺念慮《ねんりょ》があったりというのは、ともすればターミナル期に起こったせん妄状態だからトランキライザーを投与するという方法もあったかも知れない。しかしこの看護師は、それをMさんのターミナル期の苦悩だと考えて、井原氏に報告した。井原氏がMさんを癒したのは、ただ彼が宗教家だっただけでなく、井原氏の深い学問と人生経験とによるものである。

参考文献

一、自宅死と施設死

ＮＨＫ取材班『日本の条件（9）医療』日本放送出版協会

西日本新聞「現場報告―死はいま―」一九八三年九月七日

菅正明「高齢者のカタムネーゼ」「北九州医報」一九八二年（三）

三浦朱門『老年の品格』海竜社、二〇一〇年

南陽子「安らかな死、なお課題」西日本新聞（夕刊）二〇一一年五月一八日

二　自己決定権とインフォームド・コンセント

深沢七郎『楢山節考』中央公論

平井勝文「*MakingHealthCareDecision*（「インフォームド・コンセントに関する大統領委員会報告」）紹介」唄孝一編『医療と法と倫理』岩波書店、

町野朔「患者の自己決定権」「ジュリスト」No568,44

新美音文「医師と患者の関係」加藤一郎他編『医療と人権』有斐閣

唄孝一『維持法学の歩み』岩波書店

森川定夫「エホバの証者と輸血拒日否」「麻酔」23―1130―S.49

浅井登美彦「宗教的信念に基づく『輸血拒日』について」「日本医事信報」No.2659―91

矢崎光圀「医療をめぐる法と倫理」唄孝一編『医療と法と倫理』岩波書店、

唄孝一「アメリカ判例法における輸血拒否」「東京都立大学法学会雑誌」Vol.18,101,1978

ウイッカリー・D他、浦田卓・中村治雄訳『セルフ・ケア　医者にかかる知恵かからない知恵』保健同人社

三、クオリティ・オブ・ライフ

マーサ・ヌスバウム他、水谷めぐみ訳『クオリテイー・オブ・ライフ』里文出版

福沢諭吉『文明論之概略』岩波文庫

パスカル・B、津田穣訳『パンセ』新潮文庫

高橋義孝『森鴎外』新潮社

石川淳『森鴎外』岩波書店八

森鷗外『鷗外全集』岩波書店
丸山英二「サイケビッチ事件」「ジュリスト」No.6783109
H・ブローディ、館野之男訳『医の倫理』東大出版、
唄孝一「アメリカにおけるいわゆる「死ぬ権利」判決の動向」唄孝一編『医療と法と倫理』岩波書店

四　安楽死と尊厳死

鯖田豊之『人の死にかたについて　生と死』東京大学出版会
森鷗外『鷗外全集』岩波書店
宮野彬『重症奇形児の生命と刑法』「鹿児島大学法文学部紀要」第一〇巻二号二三頁
宮野彬『安楽死』日本経済新聞社
宮野彬『安楽死から尊厳死へ』弘文堂
宮川敏行『安楽死の論理と倫理』東京大学出版会
西川喜作『輝け・わが命の日々よ』新潮社
三井美奈『安楽死のできる国』新潮社

五、ガンの告知

シュテファン・ツヴァイク（佐々木斐夫訳）『フロイド』みすず書房
宮城音弥『フロイトの生涯と思想』講談社
ピーター・ゲイ、鈴木昌訳『フロイト』みすず書房
大貫恵美子『日本人の病気観』岩波書店
Dennis.H.N. et al. Changes in physician' s attitudes towards telling the cancer patient , JAMA. 241, 897, 1979
リン・S・べーカー、細谷亮太訳『君と白血病』医学書院
ジョナサン・タッカー、朝長梨枝子訳『エリー』保健同人社
日経メデイカル「ガン患者に真実を告げますか」「日経メディカル」九巻一〇号
川野通弘「癌に対する市民の意識」武田文和（編）『癌患者の生を考える』有斐閣
キューブラー・ロス・E、川口正吉訳『死ぬ瞬間』読売新聞社
石井良子『ガンからの贈りもの』春秋社

三井美奈『安楽死のできる国』新潮社

六　ターミナル・ケアとホスピス

鯖田豊之「人の死に方について」木村尚三郎（編）『生と死』東京大学出版
長谷川　保『老いと死をみとる』柏樹社
河合隼雄『宗教と科学の接点』岩波書店
ケネス・P.コーヘン（斉藤武他訳）『ホスピス』医学書院
Wanzer,S.H.etal.:The Physici ansResponsibility towards Hopelessly IllPatients, New Engl.J.Md.,310,955,1984
伊能言天「ターミナルケア」神奈川県保険医協会・講演要旨
厚生労働省「終末期医療の決定プロセスに関するガイドライン」二〇〇七年（平成十九）五月
日本医師会「終末期医療に関するガイドラインについて」二〇〇八年二月
日本学術会議「末期医療のありかたについて」二〇〇八年二月
医療経済研究機構「特別養護老人ホームにおける終末期の医療・介護に関する調査研究」（財）医療経済研究機構

七、老いと死

斎藤義彦『死は誰のものか』ミネルヴァ書房、
マーク・ジュリー、ダン・ジュリー、重兼裕子訳『おじいちゃん』春秋社
河合隼雄『宗教と科学の接点』岩波書店

八、脳死と心臓死

日本移植学会『脳死と心臓死』メヂカルフレンド社、
厚生省医務局「生命と倫理に関する懇談」薬事日報社
大谷実『いのちの法律学』筑摩書房
菅正明「死の判定」「北九州医報」
臨時脳死及び臓器移植調査会「脳死及び臓器移植に関する重要事項について（答申）」一九九二年
立花隆『脳死臨調批判』中央文庫
梅原猛（編）『「脳死」と臓器移植』朝日新聞社
梅原猛『脳死は、死でない』思文閣出版

九、臨死体験
レイモンド・A・ムーディ『中山善之訳『かいまみた死後の世界―よりすばらしい生のための福音の書』評論社
ケネス・リング『中村定訳『いまわのきわに見る死の世界』講談社
立花隆『臨死体験』上・下、文春文庫
ヤッフェ編、河合隼雄他訳『ユング自伝―思い出・夢・思想―』全二巻、みすず書房
山田孝雄他 校注『今昔物語集」（一―五） 岩波書店
高楠順次郎『大日本仏教全書』潮書房
五味文彦他編『現代語訳 吾妻鏡』吉川弘文館
根岸鎮衛著、長谷強 校注『耳嚢』（上・中・下）岩波文庫

十、介護スタッフのメンタル・ヘルス
ナイチンゲール・F、薄井坦子他訳『護覚え書』現代社、
アルフォンス・デーケン『死を教える』メヂカルフレンド社
川野博臣「死の臨床」馬場謙一他編『老いと死の深層』有斐閣
井原泰男『臨死患者の思いを聴く　死生学」技術出版
日野原重治『死の臨床―看護に進む学生に―死生学』技術出版
ヘルマンJ・L、中井久夫訳『心的外傷と回復』みすず書房
武井麻子『感情と看護』医学書院
吉本武編『看護現場のストレス・ケア』医学書院
平野冨美子他「告知を受けた終末期患者と看護婦の関係分析」「島根県立看護短大紀要」2, 28―34, 1997
黒瀬佳代子他「緩和ケア病棟に勤務する看護師（士）が陥る燃え尽きの構造」「日本看護学会誌」8(1), p.18―26, 1999
加藤浩美「ターミナル・ケアに携わる看護師（士）のストレス―壮年期の末期がん患者のケアに携わる看護師（士）の感情と行動―」「神奈川県立看護大学校境域研究集録」（1341―8661）.

二四号 , p.436—443, 1999(3)
岩瀬紫他「終末期医療に携わる看護婦の患者ケアに対する満足度」「死の臨床 , 25,(1), p.70—77, 2002
小林優子他「看護婦のストレスに関する研究」「新潟県立看護短期大学紀要」6, 47—55, 2000
西村良二『医療スタフのケヤ」「日医誌」129(11), 1743—1747, 2003
大山暁子「ターミナル・ケアに携わる看護師の精神的負担とケアの継続要因」「看護管理」36, 133—135, 2005
田中夢美「看護師のストレスの現状とその要因」「五島中央紀要 ,」12,55—64, 2010
辰巳芳子連続対談2　川島みどり「口から食べる大切さ」「文藝春秋」二〇一一年十一月号

あとがき

元気に生きている間は、一所懸命に生きて、なにも死ぬことなど考えることはない。しかし医者と坊主だけ（いまなら、医療従事者と宗教家というべきかも知れないが）は、職業柄そうはいかない。医者も坊主も、人の死と関る仕事をしているのだから、自分の死生観をもっていなければ、その職業が成り立たない。言い換えると、夫々のタナトロジーがないといけないということである。

なにもそんな問題意識をもって、この小冊子を作ったわけでもないが、年取ってくると、こんなことであれこれ考えるのも、いい時間つぶしになるものである。

人はよく、ハートとマインドという言葉を使う。日本語でいうと「情」と「知」ということだろうか。これまでは医者も坊主も、人の死を「情」で受け止めてきたけれども、一九八〇年頃から「知」で処理しなければならなくなった。「インフォームド・コンセント」や「自己決定」などという考えが広まってきたのも、そのあらわれである。とはいうものの、死の現場に臨むと私のような医者は、どうしても「情」が先に立つ。このノートを書きながら、つくづくそう思った。というのは、私の生き方が完全には欧米化していないからであろうか。このノートのなかで取り上げた「インフォームド・コンセント」とか「自己決定権」とかは、どれもキリスト教国で生まれた言葉で、日本人にはまだ定着していないのだけれども、医療に携わる以上は、それを受け入れざるを得ない。だから、ノートのなかで少々論じたものの、それを書いた本人が、まだ欧米化——近代化——していないし、これからもしそうにないのだから、生半可なものになってしまった。

本文中の事例は、新聞記事、裁判記録、諸文献からの引用を除いて、私の直接経験したものである。その氏名、年齢、住所、職業はすべて仮称を使用した。改めて、ここに紹介した方々のご冥福を、深くお祈りする。

菅　正明

二〇一二年六月九日

菅　正明（すが・まさあき）1926年，福岡県若松市（現・北九州市若松区）に生まれる。1949年，医師国家試験合格。1950年，医籍登録。現在，医療法人親和会　介護老人保健施設「しんわ苑」勤務。訳書に，H．ラスク・P．ホワイト『心臓血管病のリハビリテーション』（診断と治療社），H．クレープサトル『メイヨーの医師たち』（近代出版）、編著に『ことばを超える　中村京亮の素描─失語症の世界から』『論語でロータリー』『親死ね　子しね　孫しね』（いずれも海鳥社）などがある。

メメント・モリ
僕の死学ノート

■

2012年8月10日発行

■

著　者　菅　正明
発行者　西　俊明
発行所　有限会社海鳥社
〒810-0072　福岡市中央区長浜3丁目1番16号
電話092（771）0132　FAX092（771）2546
http://www.kaichosha-f.co.jp
印刷・製本　九州コンピュータ印刷
［定価は表紙カバーに表示］
ISBN978-4-87415-838-8